融合型·新形态教材
复旦学前云平台 fudanxueqian.com

普通高等学校
早期教育专业
系列教材

0~3岁
婴幼儿保健

主　编　童　连

编　者　童　连　励晓红　张　晶　朱国伟
　　　　赵明一　金春燕　朱　珠　叶　艳
　　　　卢中洁　严　琼　张海峰　黄　楹

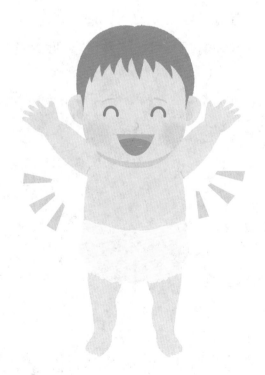

复旦大学 出版社

内容提要

本书从婴幼儿生长发育特点、常见疾病与保健、心理健康与保健、伤害预防和安全管理，以及托育机构儿童保健等多个方面阐述婴幼儿保健工作的主要内容。兼顾理论性、内容的科学严谨性和实用指导性。例如，婴幼儿生长发育章节中，除系统介绍了婴幼儿的生理发育特点外，还详细介绍了婴幼儿的心理发育特点、"发育里程碑"、发育异常的筛查以及养育指导要点，并增加了婴幼儿常见心理健康问题的分类、流行情况、影响因素和干预方法等内容。儿童意外伤害与安全管理章节，包含了婴幼儿常见意外伤害类型和现况、应急处理和安全教育等丰富的内容。

本书既可以作为各院校早期教育、婴幼儿托育等专业的配套教材，相关专业的自考教材，也可作为婴幼儿照护人员的培训教材。本书配套的课件等教学资源，可登陆复旦学前云平台（http://www.fudanxueqian.com）查看。

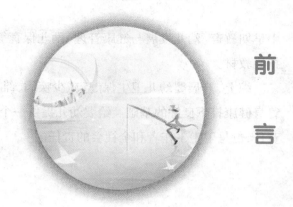

前言

0～3岁是生命的重要开端，将为终身健康与发展奠定重要基础。这个阶段身心发育迅速，容易受到外界环境的影响。大量的研究证明，儿童早期的经历，特别是负面环境，与青少年期乃至成年期的健康息息相关。提高养育照护质量，减少环境中的危险因素，开展疾病预防和卫生保健工作是婴幼儿健康与安全的重要保障。《柳叶刀》杂志最新的"儿童早期发展系列"指出，开展早期干预，支持最年幼儿童发展对于改善健康、人力资本，以及全生命周期的福祉都必不可少，并强调了儿童早期发展对人的全面发展、终身幸福，以及社会发展的推动作用。该系列中所指的"儿童早期"实为0～8岁，研究证实0～8岁阶段的发展为将来的学习、健康和成功人生奠定重要基础，其中0～3岁最为关键（"0～3岁婴幼儿"在本书中简称"婴幼儿"）。

随着社会发展和环境的改变，婴幼儿生存环境和疾病风险也随之发生变化。环境污染、现代生活方式，以及育儿环境的变化都给儿童健康造成新的挑战，如一些过敏性疾病的增加，视力问题、超重肥胖的低龄化，发育障碍等心理健康问题增多等。此外，影响婴幼儿健康与发展的因素更加多元化，因素之间的交互作用更加错综复杂。因此，针对婴幼儿的卫生保健工作更需要医学、心理学、教育学和社会学等多学科知识融会贯通，及多领域专业人员的合力推进。

应对新环境和新问题，本书从婴幼儿生长发育特点、常见疾病与保健、心理健康与保健、伤害预防和安全管理，以及托育机构儿童保健等多个方面阐述婴幼儿保健工作的主要内容。其中，婴幼儿生长发育章节中，除了生理发育的规律特点外，着重介绍了婴幼儿的心理发育特点，"发育里程碑"和发育异常的筛查，以及养育指导。心理健康章节系统介绍了婴幼儿常见心理健康的分类、流行情况、影响因素和干预方法等。儿童意外伤害与安全管理章节系统介绍了婴幼儿常见意外伤害类型和现况、应急处理和安全教育等。

2019年，国家出台了《关于促进3岁以下婴幼儿照护服务发展的指导意见》等一系列文件，表明我国正式启动了3岁以下婴幼儿照护服务体系建设，为婴幼儿发展提供了新的成长环境和格局。各省市也相继出台了婴幼儿照护服务的相关政策，上海市早在2018年就出台了托育服务相关的"1+2+1"文件。2019年，河北、内蒙古、吉林、广西等8个省份印发了发展婴幼儿照护服务的指导意见。2020年，四川、广州、贵州等多省份均出台了婴幼儿照护服务的实施意见。托育服务是婴幼儿照护服务的重要构成，做好托育机构的集体儿童卫生保健工作具有重要意义。本书的后两章"托育机构环境卫生与安全管理"及"托育机构的卫生保健"详解介绍了托育机构开展婴幼儿卫生保健工作的要点，以期为小年龄段儿童集体卫生保健工作提供参考。因此，本书不仅可以作为各院校中早期教育、幼儿发展与健康管理、幼儿保育等专业的配套教材，也可作为婴幼儿照护人员的培训指导教材。

综上，开展婴幼儿卫生保健，减少疾病，维护婴幼儿健康与安全，促进儿童全面发展，将为人的终身健康打下良好的基础。给婴幼儿提供一个良好的成长环境，充分发挥儿童潜能，不仅是家庭的责任，也是卫生工作者和全社会的责任。

童　连

复旦大学公共卫生学院

2020 年 7 月

目 录

CONTENTS

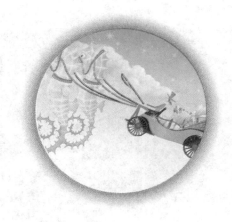

第一章

0～3岁婴幼儿健康的
内容和意义

　　生命头三年的健康对终身健康的重要意义毋庸置疑，开展好婴幼儿保健是维护健康的重要举措。近几十年来，随着我国基本卫生服务水平的提高，我国的儿童保健工作取得了可喜的成绩，婴幼儿健康状况得到极大改善。然而，随着环境的改变，婴幼儿健康也面临了一些新的问题和挑战，如慢性非传染性疾病的低龄化、超重肥胖问题，电子产品使用和体力活动不足等，给婴幼儿健康造成新的威胁。此外，婴幼儿心理行为问题和发育障碍日益增加，心理健康问题带来了新的疾病负担。因此，采用个体和群体的健康评价指标系统管理婴幼儿的健康状况，积极开展疾病防治工作具有重要意义。

本章学习目标

1. 了解婴幼儿健康的重要意义；
2. 了解评价婴幼儿健康常见的个体和群体指标；
3. 了解婴幼儿常见心理以及心理疾病和健康现况。

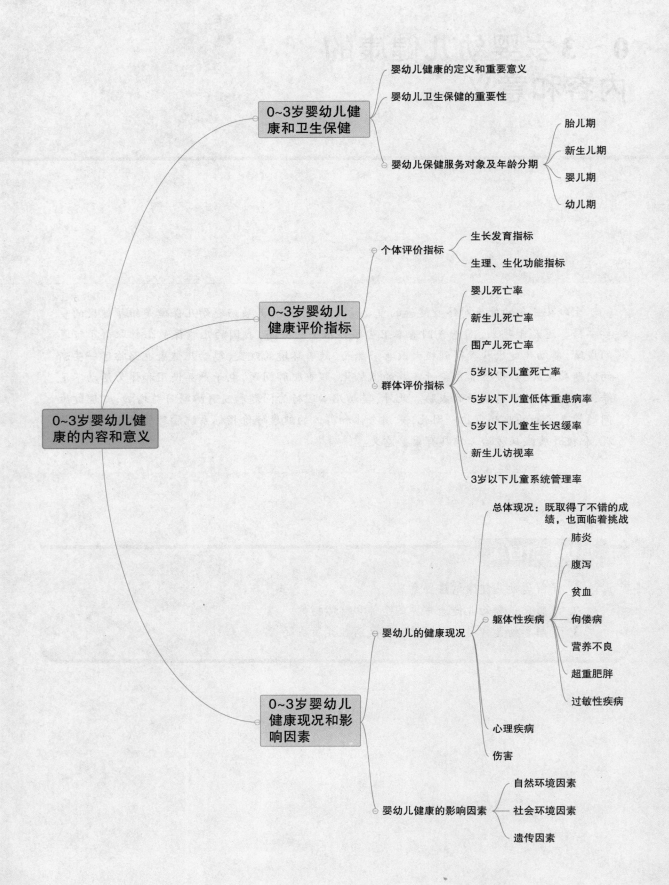

0~3岁婴幼儿健康的内容和意义

- 0~3岁婴幼儿健康和卫生保健
  - 婴幼儿健康的定义和重要意义
  - 婴幼儿卫生保健的重要性
  - 婴幼儿保健服务对象及年龄分期
    - 胎儿期
    - 新生儿期
    - 婴儿期
    - 幼儿期
- 0~3岁婴幼儿健康评价指标
  - 个体评价指标
    - 生长发育指标
    - 生理、生化功能指标
  - 群体评价指标
    - 婴儿死亡率
    - 新生儿死亡率
    - 围产儿死亡率
    - 5岁以下儿童死亡率
    - 5岁以下儿童低体重患病率
    - 5岁以下儿童生长迟缓率
    - 新生儿访视率
    - 3岁以下儿童系统管理率
- 0~3岁婴幼儿健康现况和影响因素
  - 婴幼儿的健康现况
    - 总体现况：既取得了不错的成绩，也面临着挑战
    - 躯体性疾病
      - 肺炎
      - 腹泻
      - 贫血
      - 佝偻病
      - 营养不良
      - 超重肥胖
      - 过敏性疾病
    - 心理疾病
    - 伤害
  - 婴幼儿健康的影响因素
    - 自然环境因素
    - 社会环境因素
    - 遗传因素

第一节 | 0～3岁婴幼儿健康和卫生保健

早在1947年,世界卫生组织在其宪章中就提出,健康是"身体、心理和社会适应的完好状态,而不是没有疾病或虚弱现象"。近50多年以来,世界卫生组织对健康的定义已得到普遍认可。同样,婴幼儿健康也不再局限于传统的医学范畴,而是涉及行为科学和社会科学的许多方面。增进婴幼儿健康,促进其全面发展也超出了医学的范围,成为社会的共同责任。

一、婴幼儿健康的定义和重要意义

婴幼儿健康是指儿童的生长发育正常,各器官结构功能良好,智力正常,情绪良好,无心理障碍,并能较快地适应环境。衡量婴幼儿健康通常以身体健康和心理健康作为判断的主要指标,其中的心理健康,不仅指没有心理行为问题和精神健康疾病,还应该包括良好的情绪、独立生活能力和适应环境的能力。婴幼儿阶段是人的全面发展的开端,是重要基础阶段,对终生的健康与发展具有特殊的重要意义,主要有以下两点原因:

一是,0～3岁是大脑发展的重要时期。神经科学在过去20年中的研究已经阐明,从受孕到婴幼儿时期是大脑快速发展阶段。积极的环境和刺激可以重塑大脑的结构;反之,不良环境会使大脑发展受阻,造成不可逆的发展结局。二是,0～3岁的健康是终生健康的重要基础,大量的科学研究证实婴幼儿时期的营养、生理和心理疾病可影响至青少年期,甚至成年期。研究证明婴幼儿期的营养不良和超重肥胖都会增加青春期,乃至成年期肥胖和患心血管疾病的风险。婴幼儿期的情感剥夺也会增加日后患心理疾病的风险。因此,促进婴幼儿健康与早期发展,可以减少疾病,为人的健康和全面发展奠定基础。增加对婴幼儿时期的投入和干预,促进儿童全面发展,对于提高国民素质,促进经济和社会发展都具有重要意义。

婴幼儿的身体和心理都处于不断发育和变化的过程中,外界诸多因素都可能对其身心发展产生重要影响。影响婴幼儿发展的主要因素不仅包括家庭、社区等微观环境,还有社会和物理环境等宏观因素,如卫生服务提供、环境污染和气候改变等。因此,婴幼儿健康所面临的问题与挑战,只有通过生物学、心理学、社会学和教育学等多学科知识,以及教育、心理、医务、保健和社会工作者的通力合作才能解决。

二、婴幼儿卫生保健的重要性

婴幼儿卫生保健是一门研究如何增进婴幼儿健康的学科。它讲述了婴幼儿解剖生理特点、生长发育规律、心理卫生及其与教育以及与生活环境之间的相互关系,探寻影响婴幼儿健康的多种因素,提出增进婴幼儿健康、促进其正常生长发育的卫生要求和保健措施,为婴幼儿创造良好的生活和成长环境,为其身心健康发展打下良好的基础。婴幼儿期身心发育迅速,各器官功能尚不成熟,容易受到外界环境的影响,导致生长发育的偏倚或异常。这一身心发育的阶段性特点决定了这个时期开展卫生保健的重要性。婴幼儿保健的基本目标是努力消除疾病和致病因素,努力保障和促进婴幼儿生理、心理和社会性的全面发展。婴幼儿保健的主要任务是针对幼儿不同年龄阶段,根据幼儿身心发育的规律和特点,通过关注其体格生长、心理行为发育、常见性疾病预防和干预、意外伤害防护等,促进婴幼儿身心健康。

三、婴幼儿保健服务对象及年龄分期

婴幼儿保健工作服务对象是从胎儿至3周岁的婴幼儿。根据不同时期的不同的特点,可分为胎儿期、新生儿期、婴儿期、幼儿期,不同时期的保健侧重点也各有不同。

(一)胎儿期(fetal period)

自卵子与精子结合(受孕)至胎儿娩出,称为胎儿期。正常孕期约40周(40±2周)。整个胎儿期可分为三个阶段:① 胚卵期:为受孕后最初2周。② 胚胎期:受孕后2～8周是胚胎形成阶段,最易受不利因素影响而造成发育异常。③ 胎儿期:受孕后第9周至胎儿娩出。这一时期胎儿的器官和组织迅速成长,其功能也逐渐发育成熟。这一时期胎儿最容易受孕母身体情况的影响。例如:孕母患有感染性疾病可使胎儿发生各种畸形。孕母滥用药物、接受放射性物质等均可导致胎儿发育异常。

(二)新生儿期(neonatal period)

自胎儿娩出脐带结扎开始至满28日为新生儿期,是婴儿期的一个重要阶段。因为新生儿的发病率和死亡率均高于其他年龄阶段,所以新生儿是一个特殊的时期。新生儿各系统器官发育需要进一步完善,功能也需要进行有利于生存的进一步调整,要尽快地适应宫外新的生活环境,因此需要采取一定的保健措施,如定期新生儿访视、宣传母乳喂养的好处、指导新生儿护理和合理喂养等,做好新生儿期疾病的预防和治疗,以降低新生儿的发病率和死亡率。

(三)婴儿期(infancy)

自出生到满1周岁(0岁组)。此时期是生长发育最快的时期,所需要的热量和蛋白质比成人相对要高,自身免疫功能尚未发育成熟,抗感染的能力比较弱,易患各种感染性疾病和传染性疾病。因此,应提倡母乳喂养,指导及时合理地添加辅助食品,定期进行体格检查;同时要做好计划免疫和常见病、多发病、传染病的防治工作。

(四)幼儿期(toddler age)

从1周岁至满3周岁为幼儿期。此期是幼儿语言、思维、动作和社会交往能力发育较快的时期。幼儿对危险的识别和自我保护能力尚不足,易发生各种意外伤害。要根据此时期的特点,有目的、有计划地进行早期教育,预防意外伤害的发生,培养幼儿良好的卫生习惯,加强断乳后的营养指导,注意幼儿口腔卫生,定期进行体格检查,继续做好计划免疫和常见病、多发病、传染病的防治工作。

第二节 0～3岁婴幼儿健康评价指标

本节介绍了常用的个体健康和群体健康的评价指标,通过这些指标的测量和评价可以把握婴幼儿的健康水平,为疾病预防和干预指导提供客观的参考依据。重点放在生长发育指标和生理健康指标。

一、常用的个体评价指标

婴幼儿身体健康指标包括生长发育和生理机能。婴幼儿身体健康指生长发育速度正常,身高、

体重等发育指标符合其年龄发育水平,并保持在正常范围;身体各器官构造正常,没有生理缺陷,能发挥良好功能,并能有效抵抗疾病。

(一)生长发育指标

1. 体格发育指标

常用指标有身高、体重、坐高、头围、胸围等,可通过人体测量学方法准确测量。一般根据身高、体重计算婴幼儿体格发育情况,婴幼儿体格发育中的男女生身高、体重和头围指标可参考"中国3岁以下儿童生长发育参照标准",资料来源于2009年国家卫健委(原卫生部)研究制定的《中国7岁以下儿童生长发育参照标准》(见附录1)。此外,婴幼儿消瘦和超重肥胖指标可参考2012年发布的国际男女生身体体质指数分隔值(Extended international(IOTF)body mass index cut-offs)(见附录1)。

2. 神经发育指标

婴幼儿保健中常用粗大运动、精细运动、语言、认知、情绪和社会性几个维度反映婴幼儿的神经、心理功能发育情况。可以通过一些标准化的测量工具进行测评和初步的筛查,判断某一个或多个发展领域发育是否正常或延迟。发育延迟提示可能有其他发育的问题,需要针对某个发育领域的具体问题进行诊断性的评估和检查,及早发现问题并进行有针对性的干预治疗。如一些语言发育延迟的婴幼儿,可能是语言发育障碍,也可能是由于孤独症谱系障碍导致的社会交往能力不足。本书第二章详细介绍了婴幼儿各年龄段不同发育领域的"发育里程碑",以及筛查条目,可以用于初步筛查婴幼儿神经功能发育的异常。

(二)生理、生化功能指标

生理、生化功能指标常通过检测心血管功能、肺功能和肌肉发育等进行评价。如心血管功能指标有脉搏、心率、血压等;肺功能指标有肺活量、呼吸频率、肺通气量等;生化指标有反映造血功能的血红蛋白、红细胞。《儿童营养性疾病管理技术规范》中提到相关指标有血红蛋白检测人数,即6~59个月月龄儿童应检测血红蛋白者中,进行了血红蛋白检测的人数。贫血患病人数:在进行了血红蛋白检测的6~59个月月龄儿童中,发现患有贫血的人数。贫血的诊断标准为血红蛋白小于110克/升。中重度贫血患病人数:在进行了血红蛋白检测的6~59个月月龄儿童中,发现患有中重度贫血的人数。中重度贫血的诊断标准为血红蛋白小于90克/升。

二、常用的群体评价指标与现况

评价群体健康状况常用的指标有患病率、死亡率。患病率是指在一个时间点上患某种疾病的人数占全体人数的百分率,这是理论上的概念。在实际中,某特定时间内总人口中,某病新旧病例之和所占的比例为患病率。婴幼儿的患病率与疾病谱有其不同于其他人群的特点,这些特点是与婴幼儿生长发育的年龄特点以及他们的生活环境条件密不可分的。

下面介绍八种在婴幼儿保健中常用的工作指标。

(一)婴儿死亡率

婴儿死亡率指某年不满1周岁的婴儿死亡数与同年活产数之比。下面公式中的分子是指某年从出生至未满1周岁婴儿的死亡人数。

$$婴儿死亡率 = \frac{某年不满1周岁婴儿死亡数}{同年活产数} \times 1\,000‰$$

由于在生命早期,婴儿对外界的抵抗能力差,极易患传染病而导致死亡,故婴儿死亡率是衡量一个国家卫生文化水平的敏感指标。不同地区、不同时期的婴儿死亡率可以比较。在人民生活水平高、环境卫生条件和医疗保健服务好的地区,婴儿死亡率较低;反之则较高。

在婴儿时期,死亡并非均匀分布,出生第一个月内死亡的婴儿占婴儿死亡总数的比重较大,通常在出生后28天以内死亡率往往比出生后28天至11个月的死亡率还高。因此,又将婴儿死亡率又分成新生儿死亡率与婴儿后期死亡率。2000—2017年间,我国婴儿死亡率持续下降,城市显著低于农村(见图1-1)。

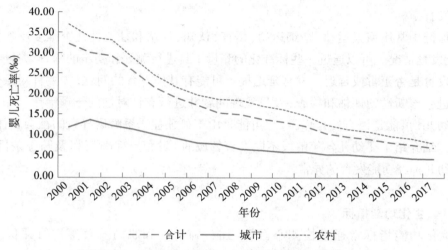

图1-1　中国2000—2017年监测地区婴儿死亡率统计

（二）新生儿死亡率

新生儿死亡率指某年未满28天新生儿死亡率与同年活产数之比。

$$新生儿死亡率 = \frac{某年未满28天新生儿死亡数}{同年活产数} \times 1\,000‰$$

新生儿的主要死因是先天畸形、产伤、早产等现代医学不易预防的疾病,而出生28天以后的婴儿主要死因是肺炎、传染病、营养不良等易于防治的疾病。在发达国家,卫生条件较好,有效地控制了由传染性病、营养不良、腹泻等疾病所致的婴儿死亡,因此婴儿死亡率被控制在一个较低的水平。在此类型的婴儿死亡中,较难控制的新生儿死亡率相对较高。在发展中国家,婴儿死亡率仍保持在一个较高的水平,婴儿后期死亡所占的比重大,新生儿死亡的比重相对较低,主要死因为腹泻、呼吸性疾病、急性传染病等。2000—2017年,我国新生儿死亡率持续下降,城市显著低于农村(见图1-2)。

（三）围产儿死亡率

围产儿死亡率是指孕满28周的胎儿(含死胎、死产)至产后7天内的早期新生儿死亡率,不包含因计划生育要求而引产所致的死胎死产。围产儿死亡率是评价妇产科、儿科医疗质量和妇幼保健,尤其是孕期保健的重要指标。

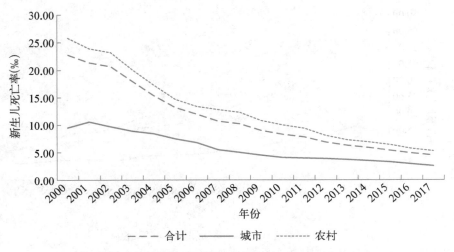

图1-2　中国2000—2017年监测地区新生儿死亡率统计

$$围产儿死亡率 = \frac{某年孕满28周死胎死产数 + 出生后7天内新生儿死亡数}{同年孕满28周死胎 + 胎产数 + 活产数} \times 1\,000‰$$

2000—2017年，我国围产儿死亡率稳步下降（见图1-3）。

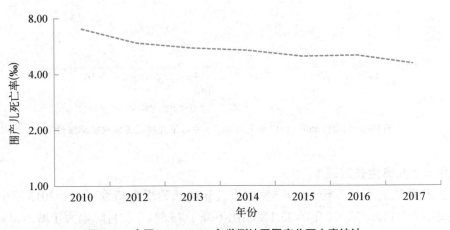

图1-3　中国2000—2017年监测地区围产儿死亡率统计

（四）5岁以下儿童死亡率

5岁以下儿童死亡率是指某年5岁以下儿童死亡数（包括婴儿死亡数）与同年活产数的比值。

$$5岁以下儿童死亡率 = \frac{某年5岁以下儿童死亡数}{同年活产数} \times 1\,000‰$$

联合国儿童基金会常用5岁以下儿童死亡率作为综合反映婴幼儿死亡水平及儿童生存率大小的指标。我国城市5岁以下儿童死亡率显著低于农村，从2000—2017年，我国5岁以下儿童死亡率持续下降，特别是农村地区（见图1-4）。

（五）5岁以下儿童低体重患病率

5岁以下儿童低体重患病率是指该地区该统计年度以内，5岁以下儿童低体重人数与5岁以下儿童身高（长）、体重检查人数之比（见图1-5）。

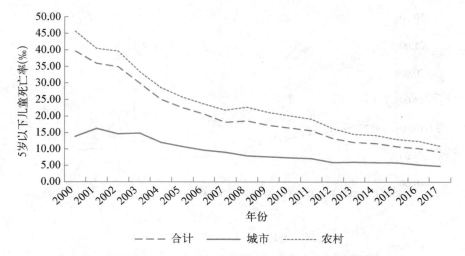

图1-4 中国2000—2017年监测地区5岁以下儿童死亡率统计

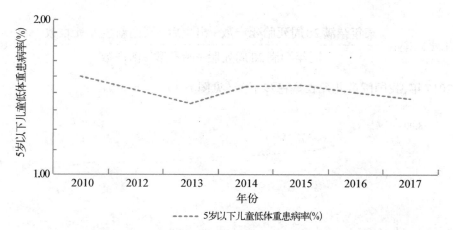

图1-5 中国2000—2017年监测地区5岁以下儿童低体重患病率统计

（六）5岁以下儿童生长迟缓率

儿童生长发育状况不断改善，中国5岁以下儿童生长迟缓率持续下降。2013年中国5岁以下儿童生长迟缓率为8.1%，与1990年的33.1%相比下降了75.5%。农村降幅大于城市，城乡差距逐渐缩小。1990—2013年，城市5岁以下儿童生长迟缓率由11.4%降至4.3%，农村由40.3%降至11.2%，城市和农村生长迟缓率分别下降了62.3%和72.2%（见图1-6）。

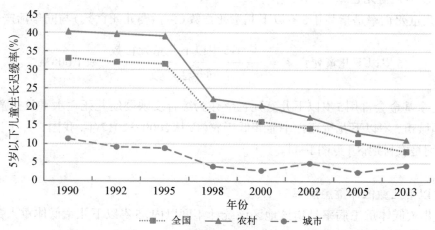

图1-6 中国1990—2013年5岁以下儿童生长迟缓率变化趋势

（七）新生儿访视率

定期对新生儿进行健康检查,同时对家长宣传科学育儿知识,指导家长做好新生儿喂养、护理和疾病预防,有助于早期发现异常和疾病,及时处理和转诊,降低新生儿患病率和死亡率,促进新生儿健康成长。

$$新生儿访视率 = \frac{某年某地区新生儿访视人数}{同年该地活产数} \times 100\%$$

（八）3岁以下儿童系统管理率

$$3岁以下儿童系统管理率 = \frac{某年某地区3岁以下儿童接受系统管理人数}{同年该地区3岁以下儿童数} \times 100\%$$

2010—2017年我国新生儿访视率,以及3岁以下和7岁以下儿童系统管理率变化见图1-7。

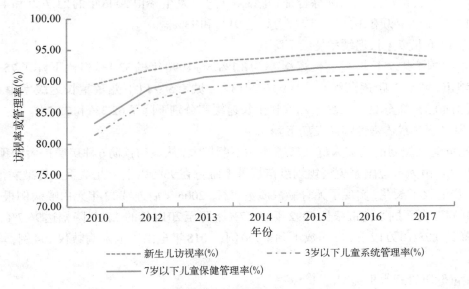

图1-7 中国主要年份儿童保健情况统计（2010—2017）

第三节 ｜ 0～3岁婴幼儿健康现况和影响因素

0～3岁是一生健康的重要奠基阶段,婴幼儿健康也反映了我国婴幼儿保健的水平和效果。中华人民共和国成立以来我国婴幼儿保健工作取得令人瞩目的成绩,婴幼儿健康得到很大提升,特别是传染性疾病和营养不良得到很好的控制。由于社会环境改变,婴幼儿健康也面临着新的挑战,如心理健康问题增多。因此,婴幼儿心理健康问题需要得到充分的重视。

一、婴幼儿的健康现况

（一）我国婴幼儿整体健康状况

我国对婴幼儿的健康与发展十分重视,近20年来,通过多项卫生保健工作,我国婴幼儿保健工作取得了显著成就。尽管中国在婴幼儿保健方面取得了显著进步,但仍面临巨大挑战。

1. 取得的成就

(1)5岁以下儿童死亡率明显下降。

① 新生儿死亡率、婴儿死亡率和5岁以下儿童死亡率分别从1991年的33.1‰、50.2‰和61.0‰,下降至2018年的3.9‰、6.1‰和8.4‰。② 城乡差距明显缩小,1991年城乡5岁以下儿童死亡率之比为1∶3.4,2018年缩小到1∶2.3。③ 地区差距持续缩小,2018年东、中、西部地区5岁以下儿童死亡率分别为4.2‰、7.2‰和12.7‰,较1991年分别下降了87.5%、89.1%和87.3%。东、西部5岁以下儿童死亡率差值由1991年的66.5‰缩小到2018年的8.5‰。④ 5岁以下儿童主要疾病死亡率显著下降,2017年,导致5岁以下儿童死亡的前5位死因是早产或低出生体重、肺炎、出生窒息、先天性心脏病和意外窒息,占全部死因的55.7%,与2000年相比下降了79.1%。

(2)出生缺陷防治成效明显。

与2007年相比,2017年出生缺陷导致5岁以下儿童死亡率由3.5‰降至1.6‰,对全国5岁以下儿童死亡率下降的贡献超过17%,对提高出生人口素质和儿童健康水平发挥了重要作用。全国围生期神经管缺陷发生率由1987年的27.4/万下降至2017年的1.5/万,降幅达94.5%。地中海贫血防治成效明显,广东、广西胎儿水肿综合征(重型 α 地贫)发生率由2006年的21.7/万和44.6/万分别下降至2017年的1.93/万和3.15/万,降幅分别达91%和93%。

(3)5岁以下儿童生长迟缓率持续下降。

2013年中国5岁以下儿童生长迟缓率为8.1%,与1990年的33.1%相比下降了75.5%。农村降幅大于城市,城乡差距逐渐缩小。1990—2013年,城市5岁以下儿童生长迟缓率由11.4%降至4.3%,农村由40.3%降至11.2%,城市和农村生长迟缓率分别下降了62.3%和72.2%。

(4)5岁以下儿童传染性疾病发病下降。

全国儿童免疫规划的覆盖人群及覆盖疾病不断扩大,从最初预防6种疾病扩大到预防15种疾病,2018年以乡镇为单位国家免疫规划疫苗接种率维持在95%以上。儿童重点传染病得到有效控制,中国逐步消灭了天花,实现了无脊髓灰质炎目标,2006年后连续13年无白喉病例报告。5岁以下儿童乙肝病毒表面抗原携带率从1992年的9.7%下降至2014年的0.3%,降幅达96.7%;2018年麻疹发病率降到0.28/10万以下,发病数不到4 000例;2018年全国流脑发病数仅104例,均降到历史最低水平。

(5)儿童健康管理水平提高。

2003—2014年,全国婴儿出生窒息死亡率、新生儿因出生窒息24小时内死亡率和因出生窒息7天内死亡率下降幅度分别达到75.1%、81.3%和76.9%。同时,为1岁以内儿童提供4次免费健康检查,为2岁和3岁儿童每年提供2次免费健康检查,全国3岁以下儿童系统管理率和7岁以下儿童健康管理率稳步增高,分别由1996年的61.4%、62.7%增加至2018年的91.2%、92.7%,城乡差别不断缩小。

(6)开展儿童重点疾病防治。

① 我国将婴幼儿心理行为发育问题早期筛查纳入国家基本公共卫生服务,实现视力、听力、肢体、智力等残疾以及自闭症的早期筛查。② 加强儿童近视防控,指导基层医疗卫生机构开展眼保健服务,为7岁以下儿童每年免费进行视力检查并建立视力健康档案,进行近视防控知识宣传。③ 加强儿童口腔疾病防治,在全国范围开展儿童口腔健康教育、健康检查、局部用氟、窝沟封闭等口腔疾病综合干预工作。④ 加强儿童白血病救治管理,开展白血病患儿定点救治,简化、优化结算报销流程,推行基本医疗保险、大病保险、医疗救助等"一站式"结算服务,切实减轻了白血病患儿家庭负担。

2. 面临的挑战

尽管中国在婴幼儿保健方面取得了显著进步,但仍面临巨大挑战。由于地区间经济水平差异,目前流动人口儿童、留守儿童、农村贫困儿童的健康问题是我国婴幼儿保健工作的重点,这部分人群中的婴幼儿群体更加值得关注。2017年《中国儿童发展报告》指出,中国农村贫困地区儿童发展问题主要有:贫困儿童绝对数庞大、照护不周、医疗保障不平等、缺乏早期教育刺激、心理问题突出、儿童福利和保护不完善。

(1)弱势婴幼儿数量庞大。

根据国家统计局数据,2010年全国流动人口0～5岁儿童和农村留守儿童分别为900万人和2 342万人,分别占0～5岁儿童总数的9.97%和25.95%,0～6岁的农村贫困人口约为2 000万。

(2)健康状况不良。

由于生活条件差、照顾者受教育程度低,流动儿童和留守儿童营养不良的比例较高。2013年农村贫困地区儿童发育不良(19.0%)、体重不足(5.1%)和贫血(16.6%)的比例分别是城市地区的4～5倍。

(3)缺乏早期教育。

受限于地区社会经济水平,早期教育缺失在农村及贫困地区尤为突出。如在中国西部地区,45%的婴幼儿生活在乡镇及村,却无法得到早期教育以刺激大脑发育。在一项丹佛发育筛查中,90%的上海婴幼儿是正常,而甘肃省华池县仅66%的婴幼儿筛查显示正常,贵州省七星关区仅43%。山西省一项调查显示,约29%的6～12个月大的农村贫困地区婴儿在婴幼儿发育量表Bayley测验中得分低于正常值。

(二)婴幼儿躯体疾病的流行现况

在婴幼儿疾病管理方面,肺炎、腹泻、营养学缺铁性贫血及维生素D缺乏病仍然是婴幼儿时期常见的"四病",依然严重影响婴幼儿正常的生长发育,甚至威胁婴幼儿生命。此外,城市婴幼儿的健康问题也须重视,随着城镇环境和生活方式改变,慢性非传染性疾病出现低龄化趋势,如婴幼儿超重肥胖、高血压等,环境污染导致的婴幼儿过敏性疾病的增加,婴幼儿近视和龋齿患病率也呈增长趋势,发育障碍和心理健康问题也不容忽视。

1. 肺炎

儿童肺炎(child pneumonia)是婴幼儿常见疾病,儿童肺炎属于严重的急性呼吸道感染,是导致发展中国家婴幼儿患病及死亡的常见病。在发展中国家,5岁以下儿童肺炎发病率为10%～20%,但在发达国家仅为4%～5%。据世界卫生组织(World Health Organization, WHO)和联合国儿童基金会(United Nations International Children's Emergency Fund, UNICEF)估计,每年大约有1 500万5岁以下的儿童死亡,其中25%～30%是死于肺炎。我国5岁以下儿童死亡原因的流行病学调查表明,肺炎为第一死亡原因,占全部死亡原因的30%左右。儿童肺炎多发于5岁以下儿童,其中婴儿,尤其是6个月以内的婴儿肺炎死亡率远远高于其他年龄组。在发展中国家的研究表明,6个月以内婴儿死于肺炎的比例占5岁以下儿童肺炎死亡的30%～50%。

为降低儿童肺炎的发病率和死亡率,20世纪90年代,卫生部与WHO推广了儿童急性呼吸道感染标准病例管理和临床管理,开展了大量的人员培训、健康教育及监测活动。1988年以来,建立"儿童疾病综合管理"(integrated management of child-hood illness, IMCI)合作项目,经过几年的实施,项目地区的婴儿和5岁以下儿童的发病率及死亡率有明显的下降,卫生机构的基本设施、药物供应和对基层人员的督导能力都有明显提升。

2. 腹泻

儿童腹泻病(diarrhea)是婴幼儿最常见的疾病之一。儿童腹泻病是由多因素多病原引起的,以大便次数增多和大便性状改变为特点的消化道疾病。在发展中国家婴幼儿腹泻病的发病率很高,是造成婴幼儿营养不良、生长发育障碍及死亡的重要原因之一。绝大多数的腹泻患儿是2岁以下的儿童,其中高发人群是6～11个月的婴儿。

据WHO和UNICEF估计,在发展中国家每年大约有320万5岁以下儿童死于腹泻病。每个婴幼儿一般平均每年要患2～3次腹泻病,有些发展中国家平均每个婴幼儿每年患腹泻高达9次。因此,预防和治疗腹泻病是保护婴幼儿健康、降低婴幼儿死亡率的重要措施之一。由腹泻引起的婴幼儿死亡的主要原因是体内脱水和电解质紊乱,其次是合并营养不良和其他严重感染。口服补液疗法是最简便、经济和有效的补液方法,可降低婴幼儿腹泻病的死亡率。

近年来,WHO和UNICEF在全球提倡和推广口服补液盐(oral rehydration salts, ORS)的补液疗法,作为降低婴幼儿死亡率的支持性目标。通过几年的努力,我国广大农村在预防婴幼儿腹泻病和使用口服低渗补液疗法方面取得了一定的成绩。

3. 贫血

缺铁与缺铁性贫血是婴幼儿时期的常见病,是因食物中铁摄入不足,体内铁储存缺乏,造成机体缺铁,导致血红蛋白合成减少而引起贫血,具有小细胞低色素的特点。不同地区、不同年龄组儿童缺铁性贫血患病率差异显著。2000—2001年中国7岁以下儿童铁缺乏流行病学抽样调查结果显示,7岁以下儿童铁缺乏率为40.3%,缺铁性贫血为20.5%,其中婴儿铁缺乏为65.2%,缺铁性贫血为20.5%;婴幼儿铁缺乏为43.7%,缺铁性贫血为7.8%。因此,6～24月龄的婴幼儿是我国儿童铁缺乏的高危人群。1980年以来,儿童营养性贫血的防治也被国家列入儿童保健工作的重点,2013—2014年度监测评估数据显示,儿童贫血率从32.9%降至26.0%。

4. 佝偻病

维生素D缺乏性佝偻病(vitamin D deficiency rickets)是由于体内维生素D不足引起钙磷代谢失调,导致骨骼改变,以及影响神经、肌肉、造血及免疫等系统器官功能的疾病,以婴幼儿期常见,其发生率10%～45%,存在着地区不平衡性。本病虽不直接危及生命,但常为其他感染性疾病的基础,患儿易患肺炎、腹泻等病,且病情容易恶化及迁延,增加疾病的死亡率。我国尤其是北方地区,是佝偻病的高发地区。有研究显示,2005年,中国上海儿童佝偻病患病率为17.3%;2010年我国有20%～30%的小儿患有佝偻病、软骨病等。近年各国儿童维生素D缺乏有增加的趋势,可能与使用防晒霜及电子产品使儿童户外活动减少有关。

5. 营养不良

婴幼儿的营养状况是衡量婴幼儿健康水平的灵敏指标。由于蛋白质-热量摄入不足而造成的营养缺乏症,称为蛋白质-热量营养不良(protein-energy malnutrition, PEM),简称营养不良,多见于3岁以下婴幼儿。

据WHO和UNICEF专家估计,发展中国家约1/3的儿童患有营养不良。在我国,随着经济水平的提高和卫生知识的普及,当前营养不良患病率,特别是重度营养不良患病率已明显下降。但是,因经济发展的不平衡,特别是在边远经济不发达地区,儿童营养不良仍是十分严重的问题。2002年,国家卫生部、科技部和国家统计局在全国31个省、自治区、直辖市(不含香港、澳门、台湾地区)组织的"中国居民营养与健康状况调查"资料显示,我国5岁以下儿童生长迟缓率为14.3%,其中农村17.3%,约是城市的3.5倍;低体重率为7.8%,农村9.3%,是城市的3倍。

2002年,第55届世界卫生大会通过了《婴幼儿喂养全球战略》,强调出生后6个月内纯母乳喂养,6个月后合理添加辅食。我国积极实施该战略,确保所有婴幼儿获得最佳喂养,减少营养不良相关风险。卫生部和全国妇联自2012年起共同启动实施了"贫困地区儿童营养改善项目",项目为贫困地区半岁到2岁儿童每天提供1包营养包,同时广泛开展婴幼儿营养知识的宣传和健康教育。截至2015年年底,累计已有近150万名婴幼儿服用了营养包。2013—2014年度监测评估数据显示,婴幼儿贫血率从32.9%将至26.0%,生长迟缓率从10.1%将至8.4%,2周腹泻发病率从14.2降至9.4%。

6. 超重肥胖

超重与肥胖已经成为儿童期的主要健康问题之一，婴幼儿期超重也呈现逐年上升趋势。儿童肥胖发生率从1986—1990年的1.7%上升到2006年的8.3%，接近于欧美等发达国家。2014—2016年对婴幼儿的一项横断面调查中，肥胖患儿三年的检出率分别为6.2%、5.6%、5.2%。其中，无论超重率还是肥胖率男童均明显高于女童。

在婴幼儿中，不同年龄组的肥胖患病率不同，1个月至1岁的婴儿肥胖率较高，在1至3岁的儿童中有所降低，在3岁以上的儿童中再次升高。肥胖发病率出现波动的原因可能与喂养有关，1周岁内月龄越小肥胖检出率越高，与婴幼儿被动喂养易造成过度喂养有关；12~18个月月龄间肥胖检出率低，可能与食物转换过渡期及运动增加有关；18个月月龄以后肥胖检出率逐渐上升。

婴幼儿期的超重与肥胖可导致很多心理行为问题，还可能持续至青春期，乃至成人阶段，增加成年期患病的风险。有研究证明儿童青少年时期的肥胖，无论肥胖是否延续至成年时期，与成年期2型糖尿病、心脏病、哮喘的发病率均相关。

7. 过敏性疾病

儿童过敏性疾病是一类机体接触过敏原后产生的变态反应性疾病，包括支气管哮喘、过敏性鼻炎、湿疹、荨麻疹、食物过敏等。由于环境污染和生活方式的改变，过敏性疾病在儿童中的发病率近年来呈现不断上升趋势，已经成为影响婴幼儿健康的最主要的非感染性疾病之一。婴幼儿过敏性疾病的病因复杂，与遗传、喂养、免疫等诸多因素相关，且随着年龄增长而变化，婴幼儿的食入性过敏原阳性率高于吸入性过敏原，食入性过敏原随年龄增长而下降，吸入性过敏原随年龄增长而上升。

支气管哮喘是婴幼儿常见的过敏性疾病，严重影响婴幼儿的健康和生活。儿童哮喘的发病率近20年呈上升趋势，起病年龄呈增大趋势，男童患病率高于女童。有研究调查中国16个城市儿童哮喘的患病情况，结果显示1990年、2000年、2010年16个城市总的患病率分别为0.96%、1.66%和2.38%。近20年儿童哮喘的起病年龄逐渐后移，即1990年婴幼儿期起病多（61.8%），2010年则表现为学龄前儿童起病增多（37.5%）。

婴幼儿湿疹是儿童时期常见的皮肤过敏性疾病，婴儿湿疹起病大多在出生后1~3月，6个月以后逐渐减轻，1~2岁以后大多数患儿逐渐自愈，一部分患儿延至幼儿或儿童期。对太原市479名婴幼儿湿疹调查显示，婴幼儿湿疹发病率为35.28%，73.96%的患儿月龄在6个月以下，年龄越小发病率越高。江西省一项调查显示，500例婴幼儿中，湿疹患病率为49.80%，其中月龄小于12个月的湿疹患儿患病率为72.53%。

（三）婴幼儿心理疾病

国际上对婴幼儿心理健康（infant and early childhood mental health）的定义是指0~5岁儿童的社交情感能力和与照护人的关系状况。婴幼儿心理健康是儿童未来发展的重要基础，早期的创伤、亲情剥夺和不当的照护可导致婴幼儿出现心理行为问题，并产生长期不利影响。按照心理行为问题的严重程度，0~5岁儿童心理行为问题可分为不良习惯、心理行为障碍和心理障碍。

世界各地的婴幼儿都面临心理健康问题，然而由于缺乏对婴幼儿心理健康问题的认识，以及存在评估和诊断困难，往往被忽视。国外一项基于出生队列（Copenhagen Child Cohort, CCC, 2000）的研究报告指出，16%~18%的1岁半幼儿有心理行为问题，其中比较普遍的是情感、行为问题和饮食问题。我国尚缺乏对婴幼儿心理行为障碍患病情况的大规模调查，但通过局部的流行病学筛查显示，婴幼儿心理健康问题亦须重视。我国一项针对14个大中城市的12~36个月婴幼儿的心理行为问题的现况调查显示，儿童外显、内隐和失调行为及社会适应能力问题检出率分别为11.2%、

9.7%、9.8%和9.3%。

（四）伤害

伤害是全球儿童死亡的重要原因，其主要死亡原因有道路交通伤害和溺水，亦成为亚洲儿童死亡的主要原因。20世纪90年代至今，我国开始对5岁以下儿童生命监测及伤害相关状况进行调查。根据2001年和2004年的资料显示，意外伤害仍为我国1～4岁儿童的首位死因，城市与农村有较大差异。1～4岁意外伤害死亡率城市为21.01/10万，农村为31.41/10万，分别占1～4岁儿童死亡的41.20%和54.99%。WHO在2008年预测，在2030年以前，与伤害有关的疾病负担，特别是交通伤害会不断上升。

各种伤害给婴幼儿的躯体和精神都带来严重危害，成为对个体、家庭和社会影响极大的公共卫生问题，预防和控制婴幼儿伤害是保护婴幼儿安全、保障婴幼儿健康疾病权益的具体体现。《"健康中国2030"规划纲要》提出要建立伤害综合监测体系，加强儿童伤害预防和干预，减少儿童交通伤害、溺水，提高儿童玩具和用品安全标准，预防和减少自杀、意外中毒。

二、婴幼儿健康的影响因素

随着社会发展，自然环境、人文社会环境和家庭环境都发生了巨大变化，婴幼儿健康的影响因素更加多元化。因此，在讨论影响儿童健康的因素时，应从自然环境、社会环境、遗传因素和卫生服务等多个方面综合考虑。

（一）自然环境因素

自然环境是维持人类生命的基础。由人口增加和工业社会带来的环境污染，给自然环境和人类的健康带来了很大威胁。婴幼儿由于自身的免疫系统不健全，抵抗有害物质的能力弱，成为环境污染的主要受害者之一。如我国的空气污染，导致婴幼儿过敏和哮喘的发病率增加。此外，环境污染还通过增加围孕期母亲的危险而影响胎儿的健康。

生物学因素是影响婴幼儿健康的自然因素的又一方面。受此时期婴幼儿器官、系统功能不完善、免疫水平低下等因素的影响，各种病原微生物容易进入婴幼儿体内感染致病。新生儿破伤风、感冒、气管炎、肺炎、肠炎等，是威胁婴幼儿健康的常见因素。

（二）社会环境因素

随着社会进步，人们的物质生活水平大幅度提高的同时，生活节奏加快、社会竞争加剧，这些都不同程度地直接或间接地影响婴幼儿成长环境。家长的育儿焦虑现象普遍，家长更加重视孩子的早期教育，同时也出现不尊重婴幼儿成长规律，过度教育或教育不当的现象，如重视认知能力而轻视非认知能力、过度保护、缺乏对孩子自主性的尊重。随着城市化发展进程加速，社会流行性增加，产生了大量的流动和留守婴幼儿问题，儿童早期缺乏稳定的照护者，增加了患心理疾病和发育延迟的比例。女性就业者增加，婴幼儿托育服务体系供给不足，导致隔代教养问题普遍。

随着城市化、信息化时代的到来，人们的生活环境和生活状态发生了很大的改变，行为和生活方式对健康的影响是近年比较受关注的问题。例如，电子产品的使用小龄化，屏前时间增加，带来的视力和心理行为问题的新调整。饮食方式的改变，家长的过度喂养，孕期体重增加过多等因素，都增加了婴幼儿超重肥胖的比例。此外，卫生政策和卫生服务，特别是孕产妇保健和婴幼儿保健服务也是影响婴幼儿健康的重要因素。

（三）遗传因素

在影响婴幼儿健康的生物学因素中，遗传是重要因素之一。在婴幼儿生长发育过程中，这些遗传信息通过代谢作用，在不同条件下控制着蛋白质的合成从而表现出各种遗传性状，使亲代的性状得以在子代中重新出现。基因对婴幼儿健康的影响表现在多方面，遗传学研究显示基因与个体外表、生长发育快慢、机体的生理功能和代谢状况、智力水平、寿命、性格特征以及某些疾病的发生均密切相关。这些遗传基因成为危害婴幼儿健康发展的显性或潜在影响因素，以下举例两种遗传因素对发病起重要作用的疾病。

自闭症（又称孤独症）是由一种或多种原因导致的有生物学基础的神经发展性障碍，患儿主要表现为社会交往障碍、兴趣狭隘及行为刻板重复两大类核心症状。自闭症的病因中遗传因素起到重要作用，包括脆弱X症候群、苯酮尿症、脑结节性硬化症、神经纤维肿、其他染色体异常。

婴儿湿疹主要是由遗传因素和环境因素相互作用，并通过免疫反应途经而发病，婴儿湿疹的特应性皮炎类型有明显的遗传因素。婴儿湿疹发病年龄小，病程多在6个月以内，呈现低年龄化状况。研究表明，父母有过敏性疾病，如过敏性结膜炎、过敏性鼻炎、过敏性哮喘、荨麻疹及食物过敏等，其子女患湿疹概率较高。调查发现婴幼儿湿疹患儿家族中有遗传过敏史者占71.01%，无遗传过敏史者占28.99%。

第二章

0～3岁婴幼儿的生长发育

　　生长发育是指从生命开始,受遗传、环境、疾病、营养等因素的影响,进行有顺序的、连续的、阶段性的、渐进的、有方向性的、由分化到完整的生理、心理变化的过程。生长是指身体各器官、系统的长大和形态变化,是机体量的改变,可用测量方法表示其量的增加,如体重、身长、头围的增加等;发育是指细胞、组织和器官的分化完善与功能上的成熟,是机体质的改变,如萌牙、坐站行的出现、言语的出现等。两者密切相关,生长是发育的物质基础,而发育成熟状况又反映在生长的量的变化。生长和发育是婴幼儿不同于成人的重要特点。

本章学习目标

1. 了解婴幼儿生长发育一般规律,体格生长发育指标与测量;
2. 掌握婴幼儿生理发育的重要指标和阶段性特点;
3. 掌握婴幼儿心理行为发展的阶段性特点。

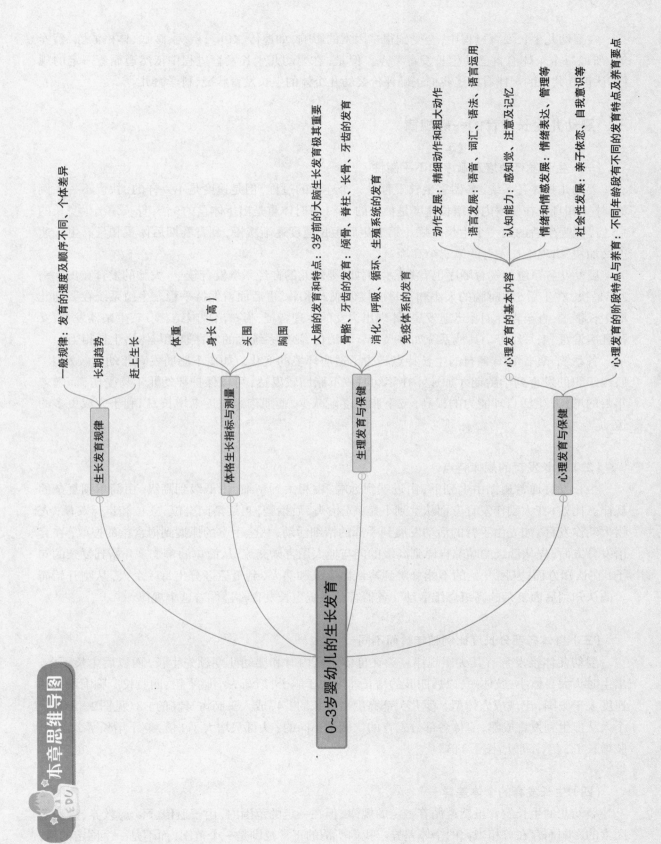

本章思维导图

0～3岁婴幼儿的生长发育

生长发育规律
- 一般规律：发育的速度及顺序不同、个体差异
- 长期趋势
- 赶上生长

体格生长指标与测量
- 体重
- 身长（高）
- 头围
- 胸围

生理发育与保健
- 大脑的发育和特点：3岁前的大脑生长发育极其重要
- 骨骼、牙齿的发育：颅骨、脊柱、长骨、牙齿的发育
- 消化、呼吸、循环、生殖系统的发育
- 免疫体系的发育

心理发育与保健
- 心理发育的基本内容
  - 动作发展：精细动作和粗大动作
  - 语言发展：语音、词汇、语法、语言运用
  - 认知能力：感知觉、注意及记忆
  - 情绪和情感发展：情绪表达、管理等
  - 社会性发展：亲子依恋、自我意识等
- 心理发育的阶段特点与养育：不同年龄段有不同的发育特点及养育要点

第一节 0～3岁婴幼儿生长发育规律

在婴幼儿生长发育过程中,会受到很多因素的影响,如遗传、环境、疾病、睡眠、体格锻炼、营养等,所以每个个体有自己的生长发育特点。但是,在婴幼儿生长发育过程中依然遵循着一定的规律,认识其共同的规律有助于我们正确评价婴幼儿个体的生长发育状况,科学育儿。

一、婴幼儿生长发育的一般规律

(一)生长发育速度及顺序的不平衡性

婴幼儿身体各系统、各器官生长发育是一个连续的过程,但是速度是不一样的,快慢不一。例如,体重和身长在一岁内的增长速度是最快的,至1岁时体重是出生体重的3倍,身长是出生身长的1.5倍,此为生后的第一个生长高峰。第二年后生长速度逐渐减慢,到青春期后体重和身高生长速度又加快,出现生长发育的第二个高峰。

婴幼儿各系统的发育顺序也有先后。例如,婴幼儿的神经系统发育较早,大脑的发育在出生头2年最快,在生后5岁时脑的大小和重量已接近成人水平,再后面就保持平稳。生殖系统在婴幼儿期生长很慢,直至青春期才迅速发展,体现出男女的生理特征,男孩出现喉结、变声、生殖器发育,女孩乳房发育、来月经等。其他系统如呼吸、循环、消化、泌尿系统等的发育速度与体格生长相当。

各系统、各器官有各自的生长特点是为了适应环境的变化。如皮下脂肪发育年幼时较发达;肌肉组织的发育到学龄期才加速。在年幼时皮下脂肪较发达,可以保护婴幼儿不易受伤,而随着年龄的增长,生活自理能力的提高,皮下脂肪逐渐减少,而肌肉组织逐渐增长,以利于完成更多的运动。

(二)生长发育的规律特点

生长发育通常遵循由上到下、由近端到远端、由粗大到精细、由低级到高级、由简单到复杂的规律。比如,在大动作发育方面从上到下是:先抬头,后抬胸,再逐渐向坐位、立位和步行发育;先粗大动作发育,如先由手臂的活动发展到手部的精细活动,从全手掌的抓握到拇食指的捏取;在言语发育方面,先从低级的喃喃自语到高级的能与他人用言语交流,从简单的单个字开始到复杂的句子;在认知方面,从刚开始的不能分辨到辨认出生人和熟人,到最后区分出每一个人,从刚开始简单的认知到后面复杂的高级思维活动。各器官各系统生长发育都遵循着这个规律。

(三)身体各部分长度比例随年龄而不同

婴幼儿体格发育有其头尾规律。头在母体子宫内时和婴幼儿期领先生长,而以后生长不多。出生时头大身体小,肢体短,以后四肢的增长速度快于躯干,渐渐头小躯干粗、四肢长。胸围增大的速度大于头围,出现成人体型。婴儿头部高度占身长的1/4,成人头高占身高的1/8(见图2-1)。一个人从出生到发育成熟,身体各部分发育的比例是不同的:头部只增大了1倍,躯干增长了2倍,上肢增长了3倍,下肢增长了4倍。

(四)生长发育的个体差异

婴幼儿的生长发育虽然遵循着一定的规律,但在一定的范围内,由于遗传、环境、教养、疾病等因素的影响而存在着相当大的个体差异。我们所谓的正常范围是一个范围,而不是一个固定的值,

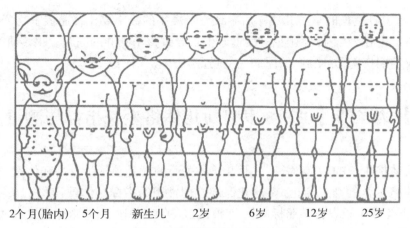

2个月(胎内)　5个月　新生儿　2岁　6岁　12岁　25岁

图2-1　各年龄期身体各部分比例

比如：矮身材父母的婴幼儿与高身材父母的婴幼儿相比，两者身长可相差很大，但可能都在正常生长范围内，就都是正常的；随着医疗技术水平的发展，很多低出生体重儿、极低出生体重儿得以健康存活，但由于他们的先天条件不足，出生时体重和身长都远远落后于正常出生的婴幼儿，这种婴幼儿只要他自己的生长曲线曲率同正常婴幼儿一样，就属于正常；从养育方式方面来看，我国大多数母亲是让小儿常处于仰卧位，而西方国家的母亲常让小儿处于俯卧位，这样西方小儿的俯卧位发育要早于我国；大多数婴幼儿从坐位的发育再经过爬行发展到站、独立行走，但也有小部分婴幼儿未经过爬行，直接从坐位发展到站、独立行走等，这都是正常的。

二、生长发育的长期趋势和赶上生长

（一）长期趋势

生长发育的长期趋势主要表现在身高和体重的增长，也可表现在其他如月经初潮年龄的提前、停经年龄推迟，乳牙、恒牙萌出提前等。近百年来，生长发育的长期增长趋势首先出现在发达国家生活条件优越的阶层中。我国作为发展中国家，自1975年开始每十年一次的九市儿童体格发育调查，从增长速度看，在1975—2005年的30年间呈现快速增长趋势，但2005—2015年间的增长幅度明显低于之前的增速，提示我国婴幼儿体格生长的长期趋势有所减缓，进入到缓慢增长期，这与发达国家的长期趋势相似。

生长发育的长期变化趋势是反映一个社会的经济水平、卫生条件、健康保健和人群生活水平等方面的综合指标。随着社会的进步、经济的发展、人民生活水平的提高、医疗条件的改善，生长发育的长期趋势是增长，但这种长期增长趋势是有一定限度的，达到最大限度的时间与营养、经济、卫生等条件有关。如身高的增长，当达到遗传所赋予的生长潜力的最大值，平均身高就趋于稳定。

（二）赶上生长

婴幼儿的生长总是沿着自身特定的生长曲线轨道前进的，但当受到疾病、营养等因素影响时，会使婴幼儿的生长偏离其原来的曲线，从而导致生长发育迟滞。而当这些影响因素被去除后，将以超过同年龄婴幼儿的正常速度生长，迅速回归到原来的生长曲线轨道上，这种现象称为赶上生长，又被称为追赶生长。当抵达原来的生长曲线后，又恢复到正常的生长速度。

赶上生长对促进婴幼儿生长发育具有重要的现实意义。定期对婴幼儿进行生长发育的监测非常重要，能及时发现婴幼儿是否偏离其正常生长发育轨道，及时去除影响因素，使其回归正常。同时，赶上生长对早产儿的生长发育有着深远的影响，对早产儿的体格发育和大脑发育非常重要。临床研究表明,没有追赶生长的早产儿成年后导致终身矮小的概率要比普通孩子高7～8倍。大多数孩子的追赶生长发生在2岁内,要避免过度追赶生长导致孩子肥胖的问题。很多研究发现,追赶生长过快与一些成年期疾病,如肥胖、糖尿病、心血管疾病等密切相关。

第二节 0～3岁婴幼儿体格生长指标与测量

评价婴幼儿体格生长的指标很多,一般家长最关心的就是孩子的身高和体重。医学上可以从很多指标评价体格发育的动态变化,婴幼儿保健管理常用的指标是体重、身长、头围、胸围。可参考《中国7岁以下儿童生长发育参照标准》,即根据2009年中国九市儿童体格发育调查结果确定的各项参考指标(附录1中的表1至表8),了解该婴幼儿体格发育在群体中的水平。同时,可以根据身高体重计算体质指数(Body Mass Index, BMI),结合"国际2～3岁幼儿身体体质指数分隔值"［Extended international (International Obesity Task Force, IOTF) body mass index cut-offs］判断儿童的消瘦、超重肥胖情况(附录1中的表9、表10)。

一、体重

体重为各器官、系统、体液的总和,是反映小儿体格生长、营养状况尤其是近期营养状况的灵敏指标。儿科临床中常用体重来计算小儿用药所需药量。儿保门诊中常用体重来评价婴幼儿体格生长情况。如一定时间内体重增长速度低于一般规律,或出现停滞、减重,需引起重视,查明原因,如有原发疾病引起的则积极治疗原发病;如一定时间内体重增长速度过快或超过一般规律,则需要警惕和预防婴幼儿肥胖症的发生,也要查找原因,或控制进食量,或增加运动量,控制体重增长速度。

出生体重与新生儿胎次、胎龄、性别及宫内营养状况有关。如双胎中第一胎一般较轻,总体上男孩的出生体重大于女孩。根据我国2015年九市城区7岁以下儿童体格发育调查结果显示,出生体重男婴平均为3.38 kg,女婴为3.26 kg,与我国2005年调查数据基本一致。再者,出生体重受到孕妇怀孕期间宫内状况的影响更大,大量临床流行病学研究结果提出妊娠期孕妇营养缺乏会导致胎儿生长受限,孕妇营养过剩,会导致高出生体重儿甚至巨大儿的不断增加。且从目前流行病学研究结果来看,低出生体重和高出生体重者分别是成年后代谢性疾病,如糖尿病、冠心病、肥胖症等的独立危险因素。

1. 体重增长规律

婴幼儿出生后体重增长速度为非等速增长。新生儿出生后数日内,因进食少、水分丢失、胎粪排出等原因会出现生理性体重下降,下降幅度一般不超过10%,大都在出生后3～4天降至最低点,然后回升,至出生后7～10天恢复到出生时体重。早产儿生理性体重下降后的体重恢复时间会较正常足月儿迟,之后婴儿的体重随年龄的增加而增加,但体重增长速度逐渐减慢。根据我国2015年九市儿童体格发育的调查结果显示,正常足月婴儿在出生后头3个月体重增长速度最快,平均每月增加的体重都超过1 kg,为1 000～1 200 g,生后3个月时的体重约等于出生时体重的2倍;第二个3个月每月体重增加速度减慢一半,每月平均增加体重为500～600 g;第三个3个月每月体重增加速度再减慢一半,每月平均增加体重为250～300 g;第四个3个月每月体重增加速度再减慢,每月平均增加体重为200～250 g;至婴儿1岁时的体重约等于出生体重的3倍,此为生后的第一个生长高峰。生后第2年平均每月增加体重为200 g,一年增加2～2.5 kg,到2岁时体重约为出生时的4倍。2岁后到青春期开始前体重增长速度为每年2 kg,青春期开始后进入第二个生长高峰。作为机构的婴幼儿保健工作者或家长,可以通过绘制体重生长曲线图来查看婴幼儿的体重所在的区域,以及通过纵向记录婴幼儿体重增长的曲线,可以科学评价其体重增长情况。定期监测婴幼儿体重生长情况是婴幼儿保健工作的基本内容,也是家长了解孩子体格发育的最基本方法。可以通过下列公式的计算粗略估计婴幼儿体重:

$$3~12 \text{ 个月体重 (kg)} = (\text{月龄}+9) / 2$$
$$1~3 \text{ 岁体重 (kg)} = \text{年龄 (岁)} \times 2 + 8$$

2. 体重的测量方法

秤的种类:婴幼儿体重测量一般采用杠杆秤,随着科技的发展,现婴幼儿体重测量很多也采用电子秤。

对秤精确度的要求:婴幼儿体重读数记录以千克(kg)为单位,要求精确到小数点后2位。小婴儿体重测量一般使用盘式体重秤,婴儿可卧位或坐位测量,这类秤一般载重最高为15 kg,精确度可到10 g;儿童用站式体重秤一般最大载重为100 kg,精确度在50或100 g。

称重前秤的校验:测量前应首先对杠杆秤或电子秤进行校验。校验方法:先归零,看磅秤是否能正常使用,电子秤是否读数为零,再放上校验砝码(可以用1 kg或5 kg),看杠杆秤或电子秤读数是否准确。

婴幼儿准备:测量体重最好在饭前便后进行,空腹,尽可能排空大小便。测量时要保证室内温度适宜,小儿衣服脱至内衣裤(单衣裤),如果条件不允许脱至单衣裤,则应设法扣除衣服重量,可拿相同衣服称重,再扣除衣服的重量,尽量去除纸尿裤。

测量及读数:称重时,1岁内婴儿可采取卧位,1~3岁幼儿可坐位或站位,在体重秤上时尽量让孩子保持安静,不可触碰其他物品,站位时两手自然下垂,站在秤的中心位置。使用杠杆秤时应快速调整砝码至杠杆正中水平,然后准确读数,电子秤读数则是选取孩子相对安静稳定时的读数。如遇极不配合的婴幼儿可由大人先抱着孩子称,然后减去成人体重和婴幼儿所穿衣服重量,即是婴幼儿的体重。

二、身长(高)

身长(高)是指头顶到足底的长度,因3岁以下儿童立位测量不准确,采用仰卧位测量,故称之为身长,3岁以后采用立位测量,称之为身高。立位和仰卧位测量值存在1~2 cm的差距,而WHO的标准参考值分为0~2岁和2~5岁,是以2岁为界限的。

身长(高)受到种族、遗传、性别和后天环境的影响比较大,受短期疾病和营养状况影响不明显,但如长期的慢性病或营养缺乏也会影响身长(高)的生长。我国北方人大多比南方人高,高原地区的人一般较矮,婴幼儿身高常与父母平均身高相关。

1. 身长(高)增长规律

身长(高)的增长规律与体重相似,年龄越小增长越快。出生时平均身长为50 cm;根据我国2015年九市儿童体格发育调查结果显示,出生身长男婴平均为50.4 cm,女婴为49.8 cm,正常足月婴儿在出生后头3个月身长增长速度最快,平均每月身长增加4 cm,生后3个月时的身长约为62 cm;第二个3个月每月身长增加速度减慢一半,每月平均增加身长约2 cm;后半年,每月平均增加1.0 cm;1岁时身长可达到75 cm,约为出生身长的1.5倍,此为生后的第一个生长高峰。生后第2年身长平均增加为11~12 cm,到2岁时身长约为87 cm,2岁后到青春期开始前身长每年增长速度为

5～7 cm，青春期开始后进入第二个生长高峰。也可以通过下列公式的计算粗略估计2岁后小儿身长（高）：

$$2～12 \text{ 岁身长（高）（cm）} = \text{年龄（岁）} \times 7 + 77$$

身长（高）每年的增长速度是有规律的，定期进行婴幼儿保健，进行身长（高）的监测很重要。身长（高）的增长速度异常都应引起重视，要考虑内分泌激素异常，骨、软骨发育不全等疾病的影响，如甲状腺功能低下引起的克汀病会导致小儿既矮又呆，软骨发育不全的小儿既矮又有四肢畸形。增长速度过快的儿童，要考虑垂体分泌异常导致的垂体性巨人症可能，如儿童年龄较大，还须考虑有无性早熟的可能。

身长为身体的全长，包括头部，脊柱和下肢的长度，但是这三部分的生长速度并不相同，一般头部发育较早，下肢发育较晚。出生后身长的增长主要是下肢的生长。临床上有时需要测量婴幼儿上下部量，以检查其比例关系，从而帮助某些疾病如侏儒症的诊断。

上部量和下部量：从头顶至耻骨联合的上缘为上部量；从耻骨联合上缘至脚底为下部量。上部量主要反映脊柱的增长情况，下部量主要反映下肢的增长情况。新生儿出生时上部量比下部量长，上部量占60%，下部量占40%，身体的重点在脐以上。出生后下部量下肢生长速度快于上部量，中点位置不断下移，1岁时中点在脐下，到12岁时上下部量相等，中点正好在耻骨联合上缘。因为上下部量测量有难度，无法精确，所以现在临床上都是用坐高来代替上部量，身长减去坐高就是下部量。坐高（顶臀长）是头顶到坐骨结节的长度，坐高反映了头部与脊柱的生长发育情况。

2. 身长（高）的测量方法

身长（高）测量计分为3岁内婴幼儿使用的卧式身长测量床和3岁以上儿童用的立式身高计。

精确度的要求：婴幼儿身长（高）读数记录以厘米（cm）为单位，要求精确到小数点后1位。

婴幼儿准备：测量时环境温度适宜，婴幼儿脱去帽子、鞋、袜，如头顶扎辫子则需解开，衣服脱至单衣裤。

测量时：在卧式身长测量床上，小儿仰卧于量床底板中线位置，有一位助手帮助将小儿头顶接触头板，面部向上，头扶正。测量人员位于小儿右侧，左手按住双膝，使腿伸直，右手移动足板使其接触两侧足跟，不能单接触一侧足跟，也不能只接触足尖，然后读数。如果量床双侧都有刻度，则应注意量床双侧读数保持一致。

3岁以上使用立式身高计，采用立正的姿势。背靠立柱，两眼正视前方，挺起胸部，收拢腹部，两臂自然下垂，手指并拢贴于两侧裤缝处。脚跟靠拢，脚尖分开约60度，脚跟、臀部、两肩胛间和后脑最突出处四个点同时紧贴立柱，头部保持正直位置，女童扎辫子需解开，放松头发。测量人员将顶板下降与头颅顶点接触，测量人员视线与顶板高度平行，然后读数。

坐高的测量，3岁以下测量顶臀长。取卧位测量，测量人员左手提起婴幼儿下肢，膝关节弯曲，同时使骶骨紧贴底板，大腿与底板垂直，移动足板，使其压紧臀部，读数，精确到小数点后1位。3岁以上坐高取坐位，须注意坐凳的高度是否合适，小儿坐着时两大腿伸直面与躯干成直角，与地面平行，臀部、头与肩部的位置要求与测量身高时一致。

三、头围

1. 头围生长规律

头围反映脑和颅骨的发育程度。头部的发育最快为出生后头半年，新生儿头围平均为34 cm，在头半年增加9 cm，后半年增加3 cm，至一周岁时平均头围约46 cm；之后头围增长减慢，第二年约增加2 cm，2岁时头围约48 cm；5岁时约50 cm；15岁时头围接近成人头围，即54～58 cm。定期监测婴幼儿头围的发育情况是婴幼儿保健的重要内容，头围过大或头围过小都可能是某些疾病的信号。头围过大并伴有哭闹、呕吐甚至抽搐等，应注意有无脑积水、脑肿瘤可能；反之，如果头围过小，且伴有动作、语言等方面的能力落后于同龄儿童的情况，则可能预示着小儿存在脑发育迟缓的可能。所以，头围过大或过小，并且伴有其他症状的话，要及时就医进行明确诊断，并及时治疗。临床上常用小于同年龄同性别儿童3个标准差作为诊断小头畸形的标准，但同时也要结合临床症状，要考虑是否有遗传、早产等因素，不能单凭头围数据的大小就下定论。一般2岁内头围数据最有参考价值。

2. 头围测量方法

测量工具：测量头围国内采用两面都有厘米刻度的软尺进行，软尺使用方便，测量时也安全，不会损伤小儿皮肤。但软尺容易因为反复牵拉或使用后清洗消毒等原因而变形，影响数据的准确性，所以每次使用前需用钢尺对软尺的刻度进行校验，如有偏差须及时更换。

精确度的要求：儿童头围读数记录以厘米（cm）为单位，要求精确到小数点后1位。

婴幼儿准备：测量时环境温度适宜，婴幼儿脱去帽子，如脑后扎辫子则需解开，头发放下呈自然状态。

测量时：小儿可取坐位或立位，测量人员立于被测者前面或右侧方，用左手拇指将软尺零点固定于头部右侧眉弓上缘，右手将软尺从右侧眉弓上缘经脑后枕骨粗隆（凸起最高处），再从左侧眉弓上缘回至零点，用左手拇指和食指分别固定住右侧眉弓上缘和脑后凸起处，然后读数。读数时注意软尺有无移位。

四、胸围

胸围反映胸廓、胸背肌肉、皮下脂肪及肺的发育程度。出生时胸廓呈圆筒状，胸围32 cm，比头围小1～2 cm；随着年龄增长，至1岁前后胸围约等于头围，1岁以后胸围逐渐超过头围，1岁至青春前期胸围应大于头围，其差数（cm）约等于儿童的岁数。婴儿时期营养良好时，胸廓发育好、胸部皮下脂肪较为丰富，也可能在几个月龄时胸围就大于头围。

胸围测量时需注意有无鸡胸、漏斗胸、肋骨外翻等胸廓发育异常现象，如有则需要查找可能的原因，加以干预，防止进一步恶化影响胸廓内心肺的发育。

胸围的测量：工具和读数、精准度要求同头围的测量。

测量时：3岁以下取卧位，3岁以上取立位，测量时被测者处于两手自然平放或下垂，两眼平视前方。测量人员立于被测者前面或右侧方，用左手拇指将软尺零点固定于被测者胸前右乳头下缘，右手将软尺经右侧绕背部两肩胛下角下缘，经左侧面回至零点，取平静呼吸气时的中间读数。

第三节 | 0～3岁婴幼儿生理发育与保健

一、大脑的发育和特点

大脑是神经系统的中枢，是极其重要的器官。大脑是优先发育的，当危急情况下我们全身的营养物质输送也是首先确保大脑的需求，由此可见大脑对于人体的重要性。大脑发育的关键期是婴幼儿阶段，在这个阶段中，人的大脑迅速发展，形成今后智力、情感、运动、社会交往等各方面能力发展的基础。新生儿出生时脑重约为390 g,9个月时脑重约660 g,2岁时脑重达900～1 000 g,3岁时脑重1 100 g,接近成人脑重的80%,至7岁时脑重已接近成人脑重,即1 350～1 400 g。从大脑重量的增长可以看出7岁前,尤其是3岁前大脑的生长发育是最重要的。

大脑在整个发育过程中有两个重要的阶段:第一阶段为神经细胞迅速增殖阶段,为胚胎第10～18周,决定以后神经细胞的数目。当婴儿出生时,大脑已经有100～180亿个脑细胞,其数目接近成人。第二阶段为脑迅速增重阶段,包括神经细胞树状突分枝形成,神经细胞突触的连接及髓鞘化,这一阶段持续时间较长。出生之后神经系统继续发育,脑重量迅速增加,头围迅速增大。

（一）脑发育影响因素

1. 遗传的影响

人的基因异常或染色体异常均可导致脑发育异常。例如,苯丙酮尿症就是一种因基因缺陷导致的大脑发育异常,唐氏综合征是由于患者的染色体异常导致。

2. 胎内感染

孕妇患感染性疾病时,病原体可以通过胎盘而使胎儿感染。各种病原体对神经细胞的影响并不相同,并与胎内感染发生的妊娠时期、胎儿和母体的免疫情况有关,不能一概而论。

3. 营养不良的影响

营养不良对脑发育的影响程度,取决于营养不良发生的阶段、程度、持续的时间以及纠正的速度。如果营养不良发生在脑发育的关键阶段(如胚胎第10～18周),以及妊娠的最后3个月至生后的24个月内,且持续时间较长,又不能及时纠正,则对脑发育所造成的后果是严重的。所以,孕妇营养不良、婴儿期营养不良均可造成小儿脑部解剖及功能上的改变。

各种维生素及微量元素的缺乏,对神经系统的发育也有影响。有报道表明,孕妇缺乏维生素A者,生育的孩子中出现小头畸形、无眼及失明者较多。孕妇妊娠早期缺乏叶酸可造成胎儿神经管畸形。

4. 疾病影响

患有糖尿病的孕妇所生育的婴儿,先天性畸形的发生率较正常者高出2～6倍。小儿出生后的疾病,尤其是神经系统的感染性疾病、各种病因引起的脑病及脑外伤,会留有不同程度的后遗症,引起智能发育迟缓。小儿癫痫反复发作而不予及时治疗亦会影响智力发展。

5. 药物影响

孕妇妊娠期用药,尤其在最初3个月,对胎儿的影响较大。如孕妇长期服用糖皮质激素类药物,除出现宫内生长不良、早产外,无脑儿及脑积水的发生率也较高。

6. 环境影响

放射线的照射除在妊娠早期可以杀伤分裂较快的神经细胞,影响神经细胞的增殖及移行外,还可对染色体产生不良影响。环境受到铅污染后,婴幼儿血铅含量升高会导致智力的下降,如果血铅水平超过一定限度,对智力发展会产生不可逆的损害。

总而言之,脑发育阶段尤其是胎内阶段会受到各种因素的影响,孕妇更应避免内外环境中各种有害因素对胎儿的损害,保证胎儿的健康成长。

（二）脑的可塑性

脑的可塑性,是指神经脑细胞能适应环境而具有修改其本身的结构和功能的能力。脑的可塑性更容易发生在婴幼儿时期,也存在于整个生命历程,其重要的物质基础是需要有蛋白质的存在。

脑的可塑性与学习及记忆密切相关。由于新的学习,神经细胞表面的突触就增加,神经递质(来源于蛋白质)也增加,借以加强细胞之间的联系,传递信息。苏联生理学家巴甫洛夫所创立的

"条件反射"学说,是脑可塑性的良好例证之一。可以看出,外部环境条件确实能改变神经系统的内在联系,脑功能因而发生了变化,以适应新的环境,这就是脑的可塑性。

脑的可塑性还体现在脑发育的可变性和代偿性上,如大脑能以新生的细胞重建神经系统受损害部分或替代已经死亡的细胞,使脑在损伤的部位周围实行改组或重组,脑功能得到良好的代偿,但脑组织一旦发育成熟,就不可能实行重组了,这一点对于婴幼儿早期干预和康复训练具有重要意义。脑的可塑性终生都存在,但可塑的程度受到年龄、大脑功能区域和受损程度等因素的影响。

二、骨骼、牙齿的发育

(一)骨骼的发育

1. 颅骨的发育

在颅骨发育过程中,除头围的变化外,还需根据前后囟门大小及骨缝闭合时间来衡量颅骨的发育。小儿头部有两个囟门,后囟门由顶骨与枕骨的骨缝构成,呈三角形,一般在出生时或生后2～3个月内闭合,由于后囟门一般较小,所以我们一般关注的是前囟。前囟门是由额骨和顶骨形成的菱形间隙,出生时斜径为1.5～2 cm,个体差异较大,其范围为0.6～3.6 cm。在生后数月内可随头围增大而变大,一般6个月后逐渐缩小,生后12～18个月时闭合,个别婴幼儿也可推迟至2岁前后。囟门早闭要结合头围大小、骨缝闭合情况综合考虑,囟门迟闭要鉴别佝偻病、脑积水等可能。如前囟饱满隆起,需考虑有无颅内压增高,前囟凹陷,多见于严重脱水和营养不良。

前囟护理:小年龄婴儿由于前囟较大,养育人会触及前囟表面血管搏动,但不必过于紧张,养育人对于前囟不用做特殊护理,避免外力用力压迫即可,日常护理时可常规清洗。

2. 脊柱的发育

新生儿出生时脊柱是直的,在生后随着大动作的发育出现生理性弯曲。

第一个弯曲:在3个月能抬头时,脊柱出现第一个生理弯曲,即颈部脊柱前凸。所以在3个月内,一般不建议长时间竖抱宝宝,因为新生儿头重脚轻,竖抱时头部重量会压在脊柱上,脊柱无法承受,再者3个月前小儿颈部支撑力不够维持他头部的稳定。此外,这一阶段也不宜给宝宝使用枕头或长时间抱着宝宝,以免影响到脊柱发育。

第二个弯曲:到6个月开始学坐,脊柱出现第二个生理弯曲,即胸部脊柱后凸。这一阶段养育人在给宝宝练习扶坐时需坐直,不能前弯,否则易造成脊柱不正常弯曲。

第三个弯曲:到1岁行走时,脊柱出现第三个生理弯曲,即腰部脊柱前凸。

第四个弯曲:就是尾骶部脊柱后凸,这样就形成脊柱的四个自然生理弯曲,从侧面看呈现一个"S"形,这样的生理弯曲增加了脊柱的弹性,能缓冲震荡,减少运动和日常动作对脑和脊髓的冲击,一方面辅助形成胸廓、腹腔、盆腔,容纳各种脏器;另一方面,增加了人体直立行走时的稳定性,增加了脊柱的活动度,是人类进化的结果。这种弯曲要到6～7岁才为韧带所固定。如果婴幼儿长期坐立姿势、背包姿势不正确,可出现脊柱侧弯、驼背等脊柱不正常弯曲,影响婴幼儿的生长发育。

3. 长骨的发育

人体长高主要取决于长骨的生长发育。长骨主要存在于四肢,呈长管状,长骨体又叫骨干,两端较膨大,称为骺。长骨的生长在长骨两端骺的骨化中心和软骨板内不断进行,骺与骨干的完全融合标志着长骨停止生长。骨的生长一般通过X线检查长骨骨骺端的骨化中心,根据骨化中心出现的时间、数目、形态及其融合时间,可判断骨骼发育情况。临床上常选用腕部作为检测部位。正常婴幼儿的骨化中心随年龄的增长按一定的时间和顺序出现,该年龄简称为"骨龄"。6～8岁前腕部骨化中心数约为"年龄(岁)+1"。骨的发育与生长激素、甲状腺素、性激素等密切相关,因此骨龄的判断在临床上有重要意义。如果这些激素分泌不足,即可出现骨龄延迟。骨龄的测定除了对一些内分泌疾病有很大帮助外,骨龄还能比较准确地反映个体的生长发育水平和成熟程度,可作为判断矮小或早发育儿童是否需要治疗的依据。养育人给孩子定期做骨龄监测可准确了解婴幼儿的生物学年龄,如偏离可尽早干预,达到最终理想身高。

(二)牙齿发育

人的一生有两副牙齿,即乳牙和恒牙。牙齿与骨骼的发育不完全平行。儿童出生时一般无牙,乳牙牙胚隐藏在颌骨中,被牙龈覆盖,出生时已钙化。恒牙的牙胚此时在乳牙之下,恒牙的钙化从新生儿期开始。乳牙一共20颗,乳牙萌出的早晚和出牙的顺序有较大的个体差异,与遗传也有一定关系,在4～12个月月龄间萌出乳牙都属于正常,乳牙萌出顺序见图2-2。2岁以内乳牙颗数大约是月龄减去4～6,1岁半左右乳牙出齐。

儿童换乳牙的时间一般在5～6岁,偏早或偏晚有一定个体差异,都是正常现象。在换牙期间养育人应关注儿童换牙是否顺利,如乳牙长时间松动不脱落,恒牙已萌出,必要时可到口腔科就诊拔除乳牙。

健康的牙齿受益一生,从生后养育人就应该帮助宝宝做好口腔卫生,萌牙后更要做好牙齿保护。同时也要保证饮食中蛋白质、钙、维生素D等营养素的摄入。适当的咀嚼训练也有利于牙齿的发育。

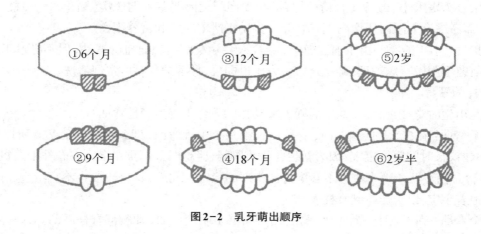

图2-2　乳牙萌出顺序

三、消化、呼吸、循环、生殖系统的发育

(一)消化系统的发育

消化系统是人的一个重要系统,包括口腔、食管、胃到肠的整个管腔和肝脏、胰腺,承担了人的营养消化、吸收、转运的功能。小儿生长发育快,对营养物质的需求多,而小儿消化系统由于解剖生理特点及功能相对不成熟,婴幼儿阶段容易发生消化紊乱和营养缺乏。

解剖生理特点:虽然婴幼儿消化系统组成和成人一样,但由于在解剖结构和生理上未发育成熟,有其自身的特点,也因此易发生一些婴幼儿常见的消化系统疾病。例如,由于婴儿食道和胃的解剖和生理特点,容易发生呕吐、胃食管反流现象。又如,由于婴幼儿肠管相对较长,且固定较差,容易发生肠套叠、肠扭转。婴儿肠壁屏障功能发育不完善,肠腔中的有害微生物、毒素及过敏原等容易透过肠壁,进入血液而引起各类疾病如感染或过敏等。

消化特点:由于婴幼儿消化系统发育尚不完善,各类消化酶分泌量少且活性较低,对蛋白质、脂肪等的消化吸收功能都不完善,易发生消化不良。

（二）呼吸系统的发育

人体在新陈代谢过程中,不断需要消耗氧气呼出二氧化碳,这个过程称之为呼吸。呼吸系统由呼吸道(鼻腔、咽、喉、气管、支气管)和肺(气体交换的场所)组成,鼻腔、咽和喉称为上呼吸道,气管和支气管称为下呼吸道。婴幼儿呼吸系统有一些特点。

（1）年龄越小,呼吸频率越快。婴幼儿胸腔小,肺容量也小,但所需氧量不小,只能以加快呼吸频率来代偿。在安静状态下,不同年龄段幼儿的呼吸频率:新生儿为40～44次/分,1岁内为30次/分,1～3岁为24次/分,3～7岁为22次/分。婴儿呼吸中枢发育不完善,尤其是新生儿易出现呼吸节律不齐。

（2）呼吸类型。婴幼儿呼吸以腹式呼吸为主,7岁后多为胸腹式呼吸。

（3）婴幼儿呼吸道管腔较成人而言都较短小、狭窄,管壁黏膜血管丰富,在感染后容易引起充血肿胀、堵塞,易导致呼吸困难。

鉴于以上婴幼儿呼吸道解剖及生理特点,当小儿发生呼吸道感染后,易发生呼吸加快、呼吸困难、呼吸道症状严重等特点,也易发生下呼吸道感染,如肺炎等。养育人在保育护理过程中应注重呼吸道感染的预防,增强婴幼儿呼吸道抵抗力。

（三）循环系统的发育

循环系统由血液、心脏和血管构成。其功能是供给人体各组织器官所必需的氧气和营养物质,并把各器官所产生的二氧化碳和代谢废物输送到有关脏器排出体外。婴幼儿循环系统有四个生理特征。其一,是血液量与体重的比例大于成年人,如新生儿的血液量约占体重的15%,1岁儿童则占11%,14岁时占9%,而成人仅占7%～8%。婴幼儿的毛细血管数量大,血管内径也宽,所以毛细血管血液量比成人多,这样就为婴幼儿全身的各组织提供了丰富的营养。其二,是心血管受精神状态和情绪的影响较成人明显。受外界影响产生的恐惧、焦虑、过度紧张等都会引起婴幼儿心血管的变化,如婴幼儿往往会因一点小事就心跳加速,脸色苍白或潮红。其三,人体的血液包括血浆和血细胞。血细胞有3种,即红细胞、白细胞和血小板。儿童血液内的血小板数目与成人相近,但凝血物质较少,因此一旦出血,凝血较慢。在白细胞分类中,杀灭病菌作用强的中性粒细胞数量比较少,而杀灭病菌作用较差的淋巴细胞却较多,所以儿童容易患感染性疾病。其四,儿童的心脏发育尚不完善,心肌收缩力比较弱,每次收缩时输出的血液有限,只有依靠增加心脏每分钟收缩(或搏动)的次数以满足他们旺盛的新陈代谢需要。所以,儿童的心率较快,年龄越小,心率越快,稍微运动后心率就明显增快。新生儿心率平均每分钟可达120～140次,1岁以内为110～130次,2～3岁为100～120次,正常成人心率在70次/分左右。儿童的血压也是随着年龄增大而逐步发生变化的。婴幼儿由于心搏出量较少,血管口径较粗,动脉管壁柔软,故血压较低,其后随年龄增长而逐渐升高。

儿童血压推算公式是:此数值的2/3为舒张期血压。另外,也可参照中国儿童血压参照标准值来判断。

$$收缩压 = (年龄 \times 2) + 80 (毫米汞柱)$$

（四）生殖系统的发育

人体生殖系统分为男性和女性,分别由外生殖器官和内生殖器官组成。男性外生殖器官包括阴茎和阴囊,内生殖器官包括睾丸、附睾、前列腺等,女性外生殖器官包括阴阜、大阴唇、小阴唇、阴蒂,内生殖器官包括卵巢、输卵管、子宫和阴道。

生殖系统发育特点:在青春期前一直处于被抑制状态,发育很缓慢,直到青春期才开始迅速发育。学龄前期是形成性角色、性心理发育的关键时期,要进行科学的性教育,3岁前后的幼儿就形成了最初的性别意识。

对于婴幼儿应加强外生殖器官的保育护理,以避免发生外生殖器官感染,尤其是女童,由于阴道口离尿道口及肛门口都较近,容易受到大小便的污染,更要注意外阴的日常清洁。让幼儿养成每天清洗外阴部的习惯,要用自己专用的盆和毛巾。

男童应关注有无包皮过长或包茎的问题。包皮过长是指包皮覆盖尿道口,但能上翻,露出尿道口和阴茎头,包皮过长往往伴有包茎。包茎是指包皮口狭窄或包皮与阴茎头粘连使包皮不能上翻,不能露出尿道口和阴茎头。

婴幼儿期的先天性包茎如无并发症可不必治疗,绝大多数先天性包茎均不必手术。如出现排尿困难,可予手法扩张包皮。对于包皮炎的患儿,急性期局部应用外用药,待炎症消退后也可试行手法分离扩张包皮,无效时考虑做包皮环切术。后天性包茎都需做手术。

单纯的包皮过长如果没有反复炎症的发生,不用手术,平时注意清洁卫生、经常清洗阴茎包皮腔的分泌物即可。如果包皮过长者反复发生包皮龟头炎,最好在控制急性炎症后,进行手术。

四、免疫体系的发育

免疫是机体的一种生理性保护机制,其本质是识别自身,排除异己。具体功能包括防御感染,清除凋亡、衰老或死亡的细胞,识别和清除突变细胞。免疫功能失调(过高或过低)可致异常免疫反应,即变态反应、自身免疫反应、免疫缺陷和发生恶性肿瘤。

免疫系统由免疫器官、免疫细胞和免疫分子组成。免疫器官:胸腺和骨髓属于中枢免疫器官,脾脏、淋巴结和黏膜淋巴组织是周围免疫器官。免疫细胞有很多种类,其中我们熟知的包括T细胞、B细胞等。免疫分子包括免疫球蛋白、补体、各种细胞因子等。免疫分为非特异性免疫和特异性免疫,非特异性免疫是机体在长期的种族进化过程中不断与各种病原体相互斗争而建立起来的一种防卫功能,是先天性免疫,可以遗传给后代,并不专门针对某一种抗原性异物。特异性免疫是个体发育过程中受到抗原性物质的刺激而产生的,是后天免疫,不能遗传给后代,具有很强的针对性,只针对机体接触过的抗原物质才能发挥作用。非特异性免疫包括人体防卫机制(人体皮肤和黏膜组成的第一道防线)和体液中的杀菌物质及吞噬细胞组成的第二道防线,病原体突破前两道防线后,人体就会启动第三道防线,产生特异性免疫(抗原和抗体)。机体非特异性免疫和特异性免疫相互配合,共同发挥作用。

小儿免疫状况和成人明显不同,使得儿童免疫相关疾病具有其特殊性。传统上认为小儿时期,尤其是新生儿时期免疫系统不成熟。实际上,出生时免疫器官和免疫细胞均已相当成熟,免疫功能低下主要是因为未接触抗原,尚未建立免疫记忆。但是,小儿年龄越小,屏障功能越差,且未产生抗体,故而抵抗力低下。

第四节 | 0～3岁婴幼儿心理发育与保健

婴幼儿心理发育是指在生理发育的基础上,尤其是在脑发育条件下,心理从低级到高级、从简单到复杂的变化发展过程,这一发展过程是有规律量变和质变的过程。婴幼儿的心理发育是儿童健康成长的重要方面。本节从婴幼儿心理发育的基本内容、婴幼儿心理发育的影响因素与保健要点、婴幼儿心理发育阶段特点与养育提示三个部分进行阐述。

一、婴幼儿心理发育的基本内容

婴幼儿心理发育的基本内容包括动作、语言、认知、情感和社会性五个方面。这五个方面的发展有着密不可分的关系,都是大脑神经发育的重要体现。0～3岁是大脑快速发展的重要时期,从大脑的重量到神经突触的连接增加都非常显著。神经系统发育的特点如表2-1所示。

表2-1 婴幼儿神经系统发育的阶段特点

系　统	特　征
脑发育	婴儿出生时,大脑功能发育尚不完善。新生儿脑重约390 g(约占成人脑重25%),大脑体积是成人的1/3,但是已经有与成人相同的脑细胞数量(约有100亿～140亿)。婴儿期脑重增长速度最快,6个月时为出生时的2倍,1岁时接近成人60%,2岁时约为成人75% 小脑主要功能是调节躯体运动,维持身体平衡和协调运动。小脑生后6个月达到发育高峰,6岁左右达到成人水平。因此,2～3岁前小脑发育尚未完善,随意运动并不准确,共济运动较差
髓鞘发育	髓鞘发育与信号传递有关,由于大脑皮层髓鞘化较晚,新生儿会出现肌张力增高、不自主蠕动动作、兴奋与抑制易扩散等表现。随着大脑皮层发育成熟,以上表现会消失
神经反射	新生儿出生时具有一些先天性反射,即原始反射,包括拥抱、觅食、吸吮、握持、踏步、颈紧张反射等,一般在出生后3～4个月消失。原始反射反映了神经系统发育的成熟度,消失延迟是神经系统受损的指标

(一)动作发展

动作是运动器官、神经系统和心理系统在一定环境要求和条件作用下的协同活动过程与结果。动作发展是人能动地适应环境和社会并与之相互作用的结果,对婴幼儿的感知觉协调、自我意识产生、情绪情感的丰富等心理功能都具有十分重要的影响作用。此外,由于婴幼儿的语言能力尚未完全形成,动作发展是观察与评价婴幼儿身心发展水平的重要窗口,其阶段发育特点如表2-2所示。

表2-2 婴幼儿粗大和精细运动发育的阶段特点

大运动	抬头:新生儿俯卧位可抬头1～2秒,2个月时可抬头45°～90°,4个月时可俯卧撑胸 翻身:4个月的婴儿可由仰卧翻身至侧卧位,4～7个月的婴儿可以转动上下肢,继而躯干、上下肢分段转动,可从仰卧到俯卧,再翻至仰卧位 坐:3个月扶坐,腰背呈弧形,4个月能竖颈,6个月能双手支撑坐片刻,8～9个月可坐稳,并左右转动身体 爬:2个月时俯卧能交替踢脚,匍匐开始;3～4个月可用手撑上身数分钟;7个月时开始,婴儿能够驱使自己用腹部爬行;10个月时能够熟练爬行;12个月能够手膝并用爬行;15个月后能够爬楼梯 站、走:婴儿开始站立、扶物行走并独走的年龄差别较大。8～9个月可扶站片刻;10～14个月独站和扶走;1.5岁走得好;2～2.5岁单足站;3岁能上下楼梯 跑、跳:5～6个月扶立时双下肢可负重,并上下跳;18～24个月会跑和双足跳;3岁时可并足跳远、单足跳
精细运动	3个月:可玩手,试用全掌抓握物体 5～6个月:主动伸手抓物 6～8个月:独自玩弄小物品,出现换手、捏、敲等探索性动作 8～12个月:拇食指钳小物品、撕纸 12～18个月:能拿笔乱画 18个月:能叠2～3层积木 2岁:叠纸,叠6～7层积木,模仿画垂直线和圆 2～3.5岁:用积木搭桥

1. 婴幼儿动作技能的发展特点

根据不同肌肉的收缩和舒张作用,动作分为粗大动作和精细动作。

粗大动作主要指头颈、躯干和四肢这样幅度较大的活动,如抬头、翻身、坐、爬、站、走等。粗大动作起源于新生儿期的先天反射动作,如吸吮反射、觅食反射、抓握反射等,其后遵循首尾律和近远律进一步发展。0~1岁儿童以移动运动为主,主要包含抬头、翻身、坐、爬、站。1~2岁儿童逐渐从移动运动向基本运动技能过渡,包含蹲起、行走和停止、推物走、拉物走等内容。2~3岁儿童则以发展基本运动技能为主,各种动作的发展逐渐达到均衡,如跑、跳、投掷、玩运动类玩具等。

精细动作是细小的身体运动技能,主要指手的动作以及手眼配合能力,如抓握、搭积木、书写、涂鸦等,也包括舌头、下颚、唇和脚趾等动作。新生儿已经表现出了一定的精细动作能力,那就是抓握反射,但是他们还不能对手和手指加以控制。1岁以内的儿童逐渐认识自己的双手,进行手眼协调的不断尝试。1~2岁的儿童可以掌握准确抓握,并且能够使用简单的工作,如用勺子吃饭。2~3岁儿童的精细动作会更有选择性,也更具协调性与控制能力。

2. 婴幼儿动作发展的一般规律

第一,首尾律。从头部开始到躯干部,最后到下肢动作以及全身动作发展。

第二,近远律。由靠近躯干部位发展到离躯干较远部位的发展。

第三,大小律。粗大动作发展先于精细动作的发展。

第四,无有律。由无意识的活动向越来越多地受心理、意识支配的有意识探索行为发展。

第五,泛化集中律。婴儿出生后的动作是笼统、弥散、无规律的,此为泛化。动作的发展就是从泛化的全身性动作向集中的专门化动作发展(见表2-2)。

(二)语言发展

0~3岁是婴幼儿语言发展最为迅速的阶段。语言由语音、词汇、语法和语言运用四个要素组成,或者概括为语言理解能力、语言表达能力、语言运用能力三个方面。虽然新生儿就具有与人沟通的倾向,但是新生儿并没有掌握语言。0~1岁期间,有明确意义的语言尚未真正形成,称为语言的准备期。在这一阶段中,婴幼儿开始吸收和理解语言。例如,当成人对婴幼儿说话时,婴幼儿可以对词语的意义做出反应。1个月咕咕发声;1~3个月会发单音;2~4个月发出笑声;3~4个月反复咿呀作声;7个月开始学语;1岁时出现第一个有意义的单词。1~2岁期间,随着语言理解能力的增强,有意义的语音和词汇开始出现,单词句、双词句、电报句相继出现,称为语言的萌芽期。在这一阶段中,婴幼儿将早期的哭声或者咿呀学语的声音进行精细化,最终发出具体的语音信号。这就是婴幼儿表达出的具有意义的字或者词。2~3岁期间,婴幼儿开始学习运用语言,词汇量迅速增加,句子成分逐渐丰富。在这一阶段中,婴幼儿独立地把自己的语言精细化,并逐渐掌握语法规则,进入了语言表达的爆发期。

(三)认知能力

当一个物品映入婴幼儿眼帘时,婴幼儿会用手去触摸、用鼻子去闻、用牙去咬,这时认知就发生了。认知能力具体包括感知觉、注意、记忆、思维和想象五个方面。

1. 感知觉发育

感知觉是人脑对直接作用于感觉器官的客观事物的基本属性的反映。感知觉的发育从胎儿期就已开始,并在出生后的头几年内发展迅速,绝大部分的基本感知觉能力在3岁前即已完成,这对婴幼儿早期的认识活动非常重要。感知觉包括视觉、听觉、味觉、嗅觉、触觉和知觉,其阶段性发育特点如表2-3所示。

表2-3　婴幼儿感知觉发育的阶段特点

味觉	新生儿：出生时发育即很完善，生后2小时新生儿即可分辨出无味、酸、甜、苦、咸，并表现出不同表情 4~5个月：婴儿对事物轻微味道改变很敏感，喜欢原味食物，该期是"味觉发育关键期"
嗅觉	新生儿：出生时嗅觉已发育成熟 1~2周：可分辨母亲与他人气味 3~4个月：能区别愉快与不愉快气味 7~8个月：能分辨芳香气味
皮肤感觉	新生儿：大脑皮层发育未完善，对痛、温度、触觉刺激不能定位，受冷热刺激引起全身性运动，而不是局部逃避反应；对热不敏感，因此被热水袋烫伤后无反应；新生儿已有痛觉发育，但比较迟钝 2个月：逐渐改善，触觉发育比较成熟，尤其眼、前额、口周、手掌、足底等部位有高度敏感性 5~6个月：可区别体积和重量不同的物体 2~3岁：可辨别物体属性（软、硬、冷、热等）
视觉	新生儿：安静下，可短暂注视物体，距离视物15~20 cm最清楚 1个月：出现头眼协调，视线和头可随物水平移动90° 3~4个月：头眼协调好，可追物180°，能辨别彩色和非彩色物体 6~7个月：目光可随物体垂直移动，喜欢红色 8~9个月：能辨大小，开始出现视深度，即通过视觉估计对象的距离 18个月：开始辨别形状 2岁：逐渐学会辨别红、白、黄、绿等颜色，视力达到4.7
听觉	新生儿：鼓室无空气，听力差 3~7天：听觉良好，50~90分贝的声音可引起呼吸改变，能辨别母亲声音与他人声音，会寻找声源；能区分音量、音调、音色 3~4个月：头转向声源 6个月：能区分父母的声音 7~9个月：能听懂语气 10~12个月：能听懂名字 1~2岁：能听懂指令

在7个月胎龄左右，眼睛就能够接收来自视觉皮层的简单信号。出生1天的新生儿视力仅为成人的20/150。出生后1年内，视敏度、视觉集中与追随、颜色视觉均发展迅速，逐渐达到成人水平。听觉、味觉和嗅觉发育较早，听觉的灵敏度在2岁就可以达到成人水平，新生儿就已经具备了味觉和嗅觉，并且在出生后的几周内迅速发展。

触觉是人类最早出现的感觉之一。1岁以前，手的探索还未形成，此时口腔触觉发挥重要探索功能。手的触觉探索活动出现以后，口腔探索逐渐退居次要地位。3岁以前，口腔探索都将作为手的探索的补充手段。出生后第2个月，能分化平衡觉刺激。随着婴幼儿动作发展，尤其是行走动作发展，平衡觉日趋成熟。运动觉也是随着动作不断发展而发育，在认知空间和距离，调节动作准确性等方面发挥重要作用。儿童的时间知觉的发育较晚，3岁以前很难分辨上午和下午。

2. 注意的发育

注意是对一定对象的有意识的指向性认知过程。新生儿已经具备了一定的注意能力，这种注意能力是先天的、无条件定向反射，也叫作无意注意。七八个月的婴儿能够注视藏起来的物品，甚至去寻找，这就是有意注意萌芽。3岁以前的婴幼儿以无意注意为主，同时也是无意注意向有意注意过渡的关键期。婴幼儿认知发育的阶段特点见表2-4。

表2-4　婴幼儿认知发育的阶段特点

注　意	婴儿期：以无意注意为主，即自然发生的、无需意志努力的注意，且容易转移 3岁：逐渐发展形成有意注意，即自觉的、有预定目的的注意
记　忆	记忆可分为感觉、短暂记忆和长久记忆三个不同系统，长久记忆又分为再认和重现两种形式。以前感知过的事物在眼前重新出现时能被认识称为再认；过去感知过的事物不在眼前却在脑中重现出来，即为重现 1岁以内：婴儿只有再认而无重现，随年龄增长，重现能力增强 3岁：可重现几个星期前的事情
思　维	1岁：开始产生思维 3岁以前：只有最初级的形象思维 3岁以后：开始有初步的抽象思维
想　象	1～2岁：开始有想象的萌芽

3. 记忆的发育

记忆是将感知、思考和体验过的事物保存在大脑中的过程。人的记忆与大脑不同区域的发展密切相关。0～3岁婴幼儿的大脑发育不成熟，但是发展迅速，所以记忆的发展也存在着量与质的不断变化。记忆一般包括识记、保持、再认识和回忆4个过程。新生儿出生后不久便出现对刺激物的习惯化，这里就有原始记忆的因素。从出生到6个月，记忆主要表现为再认。这个时候出现的认生现象就是再认能力的表现。6个月以后，婴儿的回忆能力不断提高，但是1岁以前记忆能力比较差，只有再认而无重现。1岁以后，随着活动范围扩大，认识的事物增多，能够记住越来越多的东西。但是这时的记忆无意性很大，主要凭借兴趣认识并记住自己喜欢的事物。2岁以后，可有意识地回忆一段时间以前的事情，但是能力依然较弱，且与语言发育密切相关。

4. 思维的发育

思维是客观事物在人脑中概括的、间接的反应。它是一种以感知觉、表象和语言等为基础的高级认识过程。0～3岁的婴幼儿的认知活动主要依靠动作进行，思维停留在直观行动和表面具体的层面，即直觉行动思维。这一阶段中，思维只存在于婴幼儿的行动中，一旦离开行动，思维就会终止。皮亚杰称这一阶段为"感知运动阶段"。例如，3岁以前婴幼儿进行思维的典型方式就是尝试错误，就是通过一遍又一遍的尝试、失败、修正、再尝试，最终达到自己的目标。这个过程实际上就是他们思维的过程，体现了这个阶段思维的特点。

5. 想象的发育

想象不是与生俱来的，是发展到一定阶段的产物。1.5～2岁才可能有想象的萌芽。2岁前后的婴幼儿可能会用玩具娃娃代替自己，给玩具娃娃喂面包。2～3岁婴幼儿的想象活动是没有目的的，想象过程进行缓慢，与记忆的界限不明显，主要依靠动作或者是成人的语言提示。

（四）情绪和情感发展

情绪与情感是人对客观事物与人的需要之间关系的反映。婴幼儿从出现"喜怒哀惧"等基本情绪，到具备害羞、内疚、嫉妒等社会情绪，每一种情绪的发展都是婴幼儿成长的里程碑。新生儿就有最初的情绪反应，多与生理需求是否得到满足有关。三四个月时就会出现有选择的社会性微笑，6个月后开始认识陌生人，出现基本的情绪，如愤怒、惊讶等。7～12个月出现"社会参照"，即学会"看脸色"。2岁开始，小儿的情感表现日渐丰富、复杂，如喜、怒，初步的爱与憎等，还会出现一些不良的情绪。

有时也用"情绪智力"来描述情绪的重要特征，这种能力包括情绪表达、情绪理解和情绪管理三个方面。婴幼儿情绪情感的发展呈现社会化、内容的丰富和深刻化，以及自我调节能力逐步增强的特点。情绪社会化是指情绪中社会性交往的成分不断增加，引起情绪反应的社会性动因不断增加，比如由生理需求转变为社会性需求。情绪表达的社会化，如理解面部表情的能力增强，区别面部表情的能力是社会性认知的重要标志。情绪的自我调节也由被动调节和服从，转变为越来越受自我意识的支配，情绪的稳定性与掩饰增加。

（五）社会性发展

婴幼儿社会性的发展是渐进的，以个体语言、认知、情绪、动作等各个领域的发展为基础，并始终贯穿在所有领域发展过程之中。社会性的发展包括亲子关系和同伴关系（社会关系角度），以及自我意识、个性和性别认同（个体角度），并体现出与之相对应的社会行为。新生儿对人脸的图案比较敏感，也更加喜欢母亲温暖、柔软的怀抱，这些都是婴幼儿天生的社交能力的表现。2～3个月时出现社会性微笑，并以笑、停止啼哭等行为表示认识父母；6个月开始认生；9～10个月喜欢照镜子、玩"躲猫猫"游戏，是认生的高峰；2岁前后，开始出现一些亲社会行为，也是婴幼儿社会交往行为发展的里程碑；3岁时能和小朋友一起玩简单的游戏，学习遵循游戏规则。

埃里克森认为，3岁以前的婴幼儿会经历两个心理社会发展阶段：0～1岁是信任对不信任的阶段，其主要发展任务是发展亲子依恋，建立信任；1～3岁是自主对害羞和怀疑的阶段，其主要发展任务是产生自我意识，建立自主性。0～3岁婴幼儿社会性发展有两个重要内容：亲子依恋和自我意识。

1. 亲子依恋

从本质来讲，依恋是个体与另一个体之间产生了持久的、特殊的情感联结。母亲是孩子第一个也是最主要的依恋对象。随后孩子也会和父亲产生依恋，接着就是和其他照料者产生次级依恋。对于0～3岁的婴幼儿来说，与其父母或者主要生活照料者形成的依恋关系是其社会化的第一阶段。发展心理学家拜伦曾说："儿童终生的发展是受到了其人生之初与父母的依恋关系的影响。"依恋的发展经历了从出生到3个月的无差别依恋阶段，3～12个月的建立阶段，12～24个月的依恋关系确立阶段。2岁以后，婴幼儿能较好地理解父母或者看护人的情感、意愿等，也能够控制自己的行为。根据艾斯沃斯的陌生情境实验，依恋主要有三种类型：焦虑-回避型、安全型和焦虑-矛盾型。在依恋关系的发展中婴幼儿会经历两种焦虑：一种是陌生人恐惧，大约发生在婴儿8～10个月的阶段；另一种是分离焦虑，大约发生在婴儿10～12个月的阶段。当婴幼儿能够缓解自己的分离焦虑时，说明信任逐渐建立，自主性也开始在依恋关系中得到培养。

2. 自我意识

自我意识是个体的倾向性心理特征，是个体对于自己以及自己与他人关系的认识。自我的概念很宽泛，从形式上包括自我认识、自我体验和自我调控。自我意识的建立到成熟是一个长期过程，始于婴幼儿期，贯穿成年。5个月前，婴幼儿自我意识尚未形成，不能区分自己与他人或者其他客体。5～8个月开始出现镜像感知，即对镜子里的影像产生兴趣，但是不能认出自己。9～12个月开始意识到自己的动作和主观感觉以及动作结果的关系。1岁以后，婴幼儿逐渐能在镜子中辨认出自己，是自我意识逐渐形成的标志。1岁半前后，开始使用代词"我"。2岁以后，婴幼儿开始将自我与他人区分开来，独立性增强。

二、婴幼儿心理发育的阶段特点与养育

了解婴幼儿心理发育的阶段性特点，对其心理发育进行评价，有助于指导科学养育。婴幼儿的心理发育呈现一定的阶段性特点，也叫发展"里程碑"，即大多数婴幼儿在某个年龄段都应该具备的能力。如果不能达到"里程碑"的能力要求，则可能为发育延迟。出现一项或多项达不到"里程碑"能力的现象，需要引起注意，进一步寻求专业干预和治疗。对婴幼儿心理发育情况进行早期筛查，有助于疾病的早发现、早诊断和早治疗。我国的儿童保健中常用"预警征"筛查儿童早期发展的情况，

本书结合美国疾控中心最新发布的《儿童发展里程碑》(*CDC's Developmental Milestones*),以及中国教育部颁布的《0～6岁儿童发展的里程碑》,列举3岁以下婴幼儿心理发育阶段特点、筛查项目以及相应的养育提示。在筛查项目中,如果儿童出现了其中的任何一种情况,都应该去请医生查看。

(一)出生到1个月

1. 发育里程碑

�֎ 头可以从一边转向另一边

✖ 醒着时,目光能追随距眼睛20厘米左右的物体

✖ 在孩子身边摇响铃,孩子的手脚会向中间抱紧

✖ 与陌生人的声音相比,孩子更喜欢听母亲的声音

✖ 能分辨味道,喜欢甜味

✖ 对气味有感觉,当闻到难闻的气味时会转开头

✖ 当听到轻音乐、说话声时会安静下来

✖ 会微笑,会模仿人的表情

2. 筛查项目

◎ 对大的声音没有反应

◎ 对强烈的光线没有反应

◎ 不能轻松地吸吮或吞咽

◎ 不会对人微笑(2个月)▲①

◎ 目光不能追随移动的物体(2个月)▲

◎ 不能将手放到嘴里(2个月)▲

◎ 当俯卧位时不能抬头(2个月)▲

◎ 身高、体重不增加

3. 养育提示

○ 在喂奶、穿衣和洗澡时,与宝宝拥抱、谈话和玩耍。

○ 帮助宝宝学会冷静,允许宝宝吸吮手指。

○ 开始帮助宝宝养成规律的作息时间,例如,晚上比白天睡得多。

○ 了解宝宝的喜好,这样会让养育者感到更舒适和更自信。

○ 当宝宝发出声音时,养育者表现出兴奋与开心。

○ 养育者有时要模仿孩子的声音,但要注意用清晰的语言。

○ 注意孩子不同的哭声,能够知道宝宝想要什么。

○ 对宝宝说话、阅读、唱歌。

○ 与宝宝玩"躲猫猫"游戏,也尝试让宝宝自己学会玩"躲猫猫"。

○ 在婴儿床上放一面安全的婴儿镜,使得宝宝能够看到自己。

○ 和宝宝一起边看边讨论图片。

○ 当宝宝醒着的时候,使得宝宝呈俯卧位,并将玩具放在宝宝身边。

○ 将玩具举到与宝宝眼睛齐平的地方,鼓励宝宝抬头追视。

○ 将玩具或拨浪鼓举过宝宝的头顶,鼓励宝宝伸手去够。

○ 抱着宝宝竖直站立,注意宝宝的脚要接触地面。同时在宝宝保持站立姿势的时候,对宝宝说话、唱歌。

---

① ▲代表美国疾控中心的筛查项目。

（二）1～3个月

1. 发育里程碑

✂ 俯卧时能抬头,逐渐能撑起前臂

✂ 能把小手放进嘴里,能握着玩具

✂ 能配合成人翻身,由仰卧转为侧卧

✂ 喜欢看妈妈的脸,看到妈妈就高兴

✂ 听到悦耳的声音会停止哭泣

✂ 开始认识物体,眼睛盯着喜欢的东西看

✂ 会笑出声,会叫,喜欢与人"交流",见人会笑

✂ 能以不同的哭声表达不同的需要

✂ 喜欢让熟悉的人抱,吃奶时发出高兴的声音

2. 筛查项目

◎ 孩子的身高、体重和头围指标没有增加

◎ 不能对别人微笑

◎ 两只眼睛不能同时跟随移动的物体

◎ 听到声音时,不能转头寻找

◎ 俯卧时,不能撑起头和上半身

◎ 不能发出"咕咕"或者其他声音(4个月)▲

◎ 不会将东西放进嘴里(4个月)▲

◎ 当脚在坚硬的地面时,脚不会向下蹬(4个月)▲

3. 养育提示

○ 抱着宝宝,兴奋且面带微笑地和宝宝说话。

○ 为宝宝设定固定的睡觉、喂奶时间。

○ 注意观察宝宝的喜好。如果养育者很好地满足宝宝的需求,宝宝就会开心且有安全感。

○ 模仿宝宝发出的声音。

○ 以兴奋和开心的状态回应宝宝的发声。

○ 虽然养育者要给宝宝阅读或唱歌,但也要给予宝宝自己安静玩耍的独处时间。

○ 给宝宝合适的玩具,如拨浪鼓、彩色图片。

○ 和宝宝玩"躲猫猫"之类的游戏。

○ 在保障安全的情况下,给予宝宝自己拿到玩具并探索周围环境的机会。

○ 将玩具放在宝宝身边,使得宝宝能够抓到或者踢到玩具。

○ 将玩具或拨浪鼓放在宝宝的手中,并帮助宝宝拿住玩具。

○ 抱着宝宝直立起来,使得宝宝双脚在地板上。在宝宝"站立"时,与宝宝交谈或唱歌。

（三）4～6个月

1. 发育里程碑

✂ 乳牙萌出

✂ 能翻身,靠着东西能坐或能独坐

✂ 会紧握铃铛,主动拿玩具,拿着东西就放嘴里咬

✂ 玩具能在两只手间交换

✂ 喜欢玩脚和脚趾头

⌘ 喜欢看颜色鲜艳的东西，会盯着移动的物体看
⌘ 会大声笑，会自己发出“o”“a”等声音，喜欢别人跟他说话，并且发出应答的声音
⌘ 开始认生，认识亲近的人，见生人就哭，会故意扔、摔东西
⌘ 喜欢与成人玩“藏猫猫”游戏
⌘ 对周围事物都感兴趣
⌘ 能区分成人说话的口气，受到批评会哭
⌘ 有明显的害怕、焦虑、哭闹等反应

2. 筛查项目

◎ 不会用手抓东西
◎ 体重、身高不能逐渐增长（太慢或者太快都要注意）
◎ 不会翻身
◎ 对照看者没有感情（6个月）▲
◎ 对周边的声音没有反应（6个月）▲
◎ 很难将东西放到嘴里（6个月）▲
◎ 不会发元音（a、o、e）（6个月）▲
◎ 不会大笑或发出尖叫（6个月）▲

3. 养育提示

○ 每天和宝宝在地板上玩耍。
○ 读懂宝宝的情绪。如果宝宝高兴，成人就继续做自己正在做的事；如果宝宝不高兴，就去安抚情绪。
○ 当宝宝难过的时候，向宝宝展示如何自我安慰。宝宝有时会靠吸吮手指来安慰自己。
○ 与宝宝玩互动游戏。当宝宝微笑时，养育者也微笑；当宝宝发出声音时，养育者也模仿发出声音。
○ 重复宝宝的声音，并且根据宝宝的发音说简单的词语。例如，当宝宝说“ba”时，养育者可以模仿说“爸爸”。
○ 每天跟宝宝一起读书。如果宝宝能够咿呀学语地“读”书，要及时表扬。
○ 当宝宝关注一些东西的时候，养育者要指着物体，向宝宝进行解释说明。
○ 如果宝宝把东西扔到地板上，养育者可以拾起东西，放回原处。这个过程可以帮助宝宝了解因果关系。
○ 给宝宝看五颜六色的图片。
○ 给宝宝看新的东西，并且为其命名。
○ 给宝宝看杂志上明亮的图片，并且为其命名。
○ 将宝宝抱坐在怀里，或者用枕头支撑着宝宝。如果宝宝身体能够保持平衡，引导宝宝看周围，玩玩具。
○ 使宝宝仰卧或俯卧，将玩具放在宝宝拿不到的地方。鼓励宝宝翻过身去抓玩具。

（四）7～9个月

1. 发育里程碑

⌘ 能自己坐，扶着成人或床沿能站立，扶着成人的手能走几步
⌘ 会爬
⌘ 能用一个玩具敲打另一个玩具
⌘ 能用手抓东西吃，会自己抱奶瓶喝奶，能用拇指、食指捏起细小物品

✕ 能发出"baba"等音

✕ 能听懂成人的一些话,如听到"爸爸"这个词时能把头转向爸爸

✕ 喜欢要人抱,会对着镜子中的自己笑

✕ 学拍手,能按成人的指令用手指出灯、门等常见物品和五官

✕ 喜欢成人表扬自己

2. 筛查项目

◎ 不能用拇指和食指捏取东西

◎ 对新奇的声音或不寻常的声音不感兴趣

◎ 不能独坐

◎ 不能吞咽菜泥、饼干等固体食物

◎ 在帮助下,腿依旧支撑不了自己身体的重量(9个月)▲

◎ 不会咿呀学语(如"mama""baba""dada")(9个月)▲

◎ 不会玩任何游戏,不会反复进行某件事情(9个月)▲

◎ 对自己的名字没有任何反应(9个月)▲

◎ 不能认出熟悉的人(9个月)▲

◎ 不能看向养育者指定的方向(9个月)▲

◎ 不会换手玩玩具(9个月)▲

3. 养育提示

○ 关注宝宝对新环境和陌生人的反应;尝试与宝宝一起做快乐、舒服的事情。

○ 当宝宝四处走动时,在宝宝身边,让宝宝知道养育者就在身边。

○ 保持规律的作息,在这个阶段尤其重要。

○ 与宝宝玩轮流的游戏。

○ 说出宝宝的感受。例如,可以说:"你很难过,让我们看看我们能不能让你感觉好一点。"

○ 描述宝宝看到的事物,例如,"红色的球"。

○ 与宝宝谈论宝宝指着的事物。

○ 模仿宝宝的发音和语言。

○ 给出明确的行为指示。例如,不要说"不要站",而是说"要坐下"。

○ 教给宝宝因果关系。可以通过滚接球,来回开玩具车,将玩具放进或拿出箱子等游戏。

○ 与宝宝玩"躲猫猫"的游戏。

○ 每天与宝宝一起阅读、说话。

○ 在安全区域内,为宝宝提供足够的空间去活动和探索。

○ 在宝宝身边放置一些供宝宝安全推拉的东西。

(五)10～12个月

1. 发育里程碑

✕ 萌出6～8颗乳牙

✕ 能熟练地爬

✕ 扶着家具或者别的东西能走,有的宝宝能自己走

✕ 会滚皮球

✕ 能反复拾起东西再扔掉

✕ 不像以前那样经常把玩具放进嘴里

✕ 会找到藏起来的东西,喜欢玩藏东西的游戏

✤ 用面部表情、手势、简单的词语与成人交流,例如,微笑、拍手欢迎、伸出一个手指表示1岁等,会随着音乐做动作

✤ 能配合成人穿脱衣服

✤ 会搭1～2块积木

✤ 喜欢听儿歌、讲故事,听成人的指令能指出书上相应的东西

✤ 能模仿叫"爸爸""妈妈"

✤ 喜欢跟小朋友一起玩

2. 筛查项目

◎ 当快速移动的物体靠近眼睛时,不会眨眼

◎ 不会模仿简单的声音

◎ 不能根据简单的口令做动作,如"再见"等

◎ 不能自己拿奶瓶喝水或奶

◎ 不会爬(1岁)▲

◎ 不能扶站(1岁)▲

◎ 不会寻找养育者当面藏起来的东西(1岁)▲

◎ 不能指认物品(1岁)▲

◎ 失去了曾经拥有的技能(1岁)▲

3. 养育提示

○ 给宝宝时间去认识一个新的看护人。可以用宝宝喜欢的玩具、动物玩偶,或毯子来帮助安慰他。

○ 对于宝宝不好的行为,坚决说"不",但是不要对着宝宝大喊大叫、打屁股,或长篇大论地解释。30秒到1分钟的休息时间可以帮助宝宝自我调整。

○ 给宝宝更多的拥抱、亲吻和表扬。

○ 花更多的时间鼓励宝宝做好的行为而不是惩罚不好的行为(相对于调整宝宝不好的行为,可以花4倍的时间来鼓励宝宝好的行为)。

○ 跟宝宝说正在做的事情。例如,"妈妈正在给你用毛巾洗手"。

○ 每天和宝宝一起阅读,由宝宝进行翻页。养育者可以和宝宝轮流给书中的图片贴标签。

○ 将宝宝的话或者宝宝试图表达的意思,再或者宝宝的肢体语言,用完整的词语或句子表达出来。例如,宝宝指着车说"T"或者"车车"的时候,成人可以说:"是的,这是一辆大的,蓝色的车。"

○ 给宝宝蜡笔和纸,让宝宝自由画画。教宝宝如何在纸上画线,涂抹画纸。当宝宝模仿的时候,及时赞美。

○ 鼓励宝宝玩积木、拼图等玩具,以锻炼宝宝的精细动作。

○ 养育者可以藏起小玩具或者其他东西,让宝宝找到它们。

○ 养育者一边唱歌一边做动作,并且帮助宝宝一起做动作。

○ 给宝宝提供一些罐子、锅,或者鼓、锣之类的乐器,鼓励宝宝制造声音。

○ 给学步期的宝宝提供更大的安全探索空间。例如,设置学步儿禁区,锁好清洁工具、洗衣机等。安装安全门,并且关闭通往外面或者地下室的门。

○ 给宝宝提供可以推着走的玩具,比如四轮车或者小型三轮脚踏车等。

(六)1～1.5岁

1. 发育里程碑

✤ 有8～14颗乳牙

- 能单独站立、行走、蹲下再起来，会抬一只脚做踢的动作
- 走路时能推、拉或者搬运玩具
- 能敲打瓶子、鼓等发声的玩具
- 能重复一些简单的声音或动作
- 能听懂和理解一些话，能说出自己的名字
- 能用一两个字表达自己的意愿
- 喜欢看书，学着翻书，但不能一页一页地翻
- 能从杯子中取出或放进小玩具
- 喜欢玩"捉迷藏"的游戏
- 能有意识地叫"爸爸""妈妈"
- 能指出或命名熟悉的东西
- 能认出镜子中的自己
- 能堆起3～5块积木
- 能自己用杯子喝水，用勺吃饭
- 能指出身体的各个部位
- 能和小朋友一起玩一小会儿

2. 筛查项目

◎ 还没有长牙
◎ 不能表现出愤怒、高兴、恐惧等情绪
◎ 不会爬
◎ 不会独站
◎ 不会指给别人看东西（1.5岁）▲
◎ 不能辨认熟悉的东西（1.5岁）▲
◎ 不会模仿（1.5岁）▲
◎ 不会说新词语（1.5岁）▲
◎ 不能说6个以上的词语（1.5岁）▲
◎ 对照顾者的离开或者返回没有反应（1.5岁）▲

3. 养育提示

○ 提供一个安全、有爱的环境，并且保证这个环境的持续性和稳定性。
○ 表扬好的行为多于惩罚坏的行为（惩罚仅用在简单地让事情中断的时候）。
○ 要描述宝宝的情绪，例如，说"当我们读这本书的时候，我知道你非常快乐"。
○ 鼓励宝宝进行假装游戏。
○ 注意发展孩子的同理心。例如，当宝宝看到其他孩子伤心时，鼓励宝宝去拥抱或轻拍安慰。
○ 与宝宝一起阅读，用简单的单词讨论书中的图片。
○ 模仿宝宝的语言。
○ 使用描述情感和情绪的简单词语。
○ 与宝宝对话时，语言简洁、明了。
○ 问宝宝一些简单的问题。
○ 将东西藏在毯子或枕头下面，鼓励宝宝寻找。
○ 陪宝宝多玩积木、球、拼图、绘本，以及一些能够帮助宝宝感知事物间的因果关系和尝试解决问题的玩具。
○ 鼓励宝宝说出图片和自己的身体部位。

○ 为宝宝提供可以进行假装游戏的材料,比如娃娃、玩具电话等。

○ 为宝宝行走和移动提供安全的空间。

○ 为宝宝提供可以安全推或拉的玩具。

○ 提供球给宝宝踢、滚或者扔。

○ 不管会弄得多脏,养育者都要鼓励宝宝自己用杯子喝水,用勺子吃饭。

○ 与宝宝一起吹泡泡。

（七）1.5～2岁

1. 发育里程碑

✖ 能向后退着走,能扶栏杆上下楼梯

✖ 在成人照顾下,能在宽的平衡木上走

✖ 能快跑

✖ 能扔球

✖ 喜爱童谣、歌曲、短小故事和手指游戏

✖ 能拉开和闭合普通的拉链

✖ 模仿做家务(如,给成人搬个小凳子,学着捏面食)

✖ 能手口一致地说出身体各部位的名称

✖ 能主动表示大小便的意愿

✖ 知道并运用自己的名字,如"宝宝要"

✖ 能自己洗手、擦手

✖ 会说3～4个字的短句

✖ 能一页一页地翻书

✖ 能模仿折纸,能堆6～10块积木,拼1～3块拼图

✖ 喜欢玩沙、玩水

✖ 能认出照片上的自己

2. 筛查项目

◎ 不会独立走路

◎ 不试着讲话或者重复词语

◎ 对一些常用词不理解

◎ 对简单的问题,不能用"是"或"不是"回答

◎ 认不出镜子中的自己

◎ 囟门没有闭合

◎ 不会使用常见物品,比如画笔、电话、叉子、勺子(2岁)▲

◎ 不会模仿动作和语言(2岁)▲

◎ 不会遵从简单的指示(2岁)▲

3. 养育提示

○ 鼓励宝宝帮忙做简单家务,比如扫地、擦桌子等。及时表扬宝宝,赞扬宝宝对自己的帮助。

○ 这个阶段的宝宝不能很好地进行同伴交往,也不会分享。当宝宝们一起玩耍的时候,养育者应该提供较多的玩具选择。过程中养育者应密切关注婴幼儿,及时介入宝宝们的争吵或肢体冲突。

○ 当宝宝完成指令,养育者要及时关注和表扬。忽略宝宝的故意挑衅行为。比起惩罚坏的行为,花更多的时间表扬好的行为。

○ 教宝宝识别并说出身体部位、动物以及其他常见物品。

○ 当宝宝表达不正确时，养育者不是纠正宝宝的错误，而是正确地说出来。例如，养育者可以直接说"那是一个球"。

○ 鼓励宝宝用语言表达，而不是用手指认。如果宝宝不能说完整的词语——"牛奶"，养育者可以提示第一个音"牛"。这样，养育者就能够逐渐鼓励宝宝说完整句——"我想要牛奶"。

○ 养育者可以将玩具藏在房间里，让宝宝找出来。

○ 帮助宝宝玩形状、颜色或农场动物的拼图。当宝宝完成拼图时，可以帮助宝宝为拼图命名。

○ 鼓励宝宝玩搭积木的游戏，和宝宝轮流搭建、推倒。

○ 用蜡笔、颜料和纸与宝宝一起进行艺术创作。描述宝宝的创作，并把作品挂在墙上或冰箱上。

○ 养育者可以让宝宝帮自己开门、开抽屉，或将书或者杂志翻到指定的页码。

○ 当宝宝走路比较稳之后，养育者可以让宝宝帮忙拿小东西给自己。

○ 养育者可以和宝宝一起来回踢球。宝宝适应了以后，可以让宝宝跑着追球再踢回来。

○ 和宝宝一起去公园跑步、攀爬或在自然小径上散步。在过程中，养育者要仔细观察宝宝。

（八）2～3岁

1. 发育里程碑

✖ 乳牙出齐20颗

✖ 会骑三轮车；能跳远；能爬攀登架；能双脚向前跳；能独自绕过障碍物（如门槛）

✖ 能用手指捏细小的物体，能解开或扣上衣服上的大纽扣

✖ 能走较宽的平衡木

✖ 能自己上下楼梯

✖ 会拧开或拧紧盖子

✖ 能握住大的蜡笔在纸上涂鸦

✖ 喜欢倒东西和装东西的活动，如玩沙、玩水

✖ 开始有目的地使用东西，如把一块积木当作一艘船到处推

✖ 能把物体进行简单的分类，如把衣服和鞋子分开

✖ 熟悉主要交通工具及常见动物

✖ 能说出图画书中物品的名称

✖ 喜欢听成人念书

✖ 能听懂较多话，但不能说出来

✖ 能说出6～10个词的句子，能比较准确地使用"你""我""他"

✖ 情绪不稳定，没有耐心，很难等待或者轮流做事

✖ 喜欢"帮忙"做家务；爱模仿生活中的活动，如喂玩具娃娃吃饭

✖ 喜欢和别的孩子一起玩

2. 筛查项目

◎ 不能自如地走，经常会摔倒；不能在成人帮助下爬台阶

◎ 不能指着熟悉的物品说出它的名称；不能说2～3个字的句子

◎ 不能根据一个特征把熟悉的物品分类，如把吃的东西和玩具分开

◎ 不喜欢和小朋友玩

◎ 会流口水或者说话不清楚（3岁）▲

◎ 不能玩简单的玩具，如钉板、简单的拼图、转动手柄等（3岁）▲

◎ 不明白简单的指令（3岁）▲

◎ 不会假装游戏（3岁）▲

◎ 与他人没有眼神交流（3岁）▲

3. 养育提示

○ 鼓励宝宝与小朋友一起玩。养育者可以和宝宝一起参加集体活动或者带着宝宝去有其他小朋友的场所。

○ 当宝宝感到沮丧、难过时，与宝宝一起想办法解决问题。

○ 与宝宝谈论他的情绪。例如，养育者可以说："因为你扔了拼图，所以我知道你非常生气。"鼓励宝宝识别书中表达的情绪情感。

○ 为宝宝设定规则和限制，并坚持执行。如果宝宝违反了规定，养育者可以给予宝宝30秒到1分钟的时间，让宝宝独自坐在椅子上或在房间里。如果宝宝遵守了规则，养育者要及时表扬。

○ 养育者可以给予宝宝2～3个步骤的指令。例如，养育者可以说："去你的房间拿你的鞋子和外套。"

○ 每天给宝宝读书。养育者可以让宝宝指出书中的图片，重复养育者说的话。

○ 为宝宝提供一个装有纸、蜡笔和彩色画册的"活动盒"。养育者可以和宝宝一起涂颜色、画线条和形状。

○ 和宝宝玩配对游戏。养育者让宝宝在书中或房间里寻找相似的物品。

○ 玩数数游戏。养育者可以尝试让宝宝数一数每天使用或看到的身体部位、楼梯或者其他物品。

○ 养育者可以牵着宝宝的手上下楼梯。养育者要鼓励宝宝扶着栏杆，自行上下楼梯。

○ 养育者要和宝宝在户外进行活动，可以选择去公园或徒步旅行。养育者要允许宝宝自由玩耍，而不是有组织的活动。

第三章

0~3岁婴幼儿常见
疾病与保健

　　婴幼儿的语言能力和认知能力的发展有限,需要通过成年人掌握各项生理指标的正常范围,用心观察婴幼儿的各种体征,及时发现异常,做到疾病的早发现和早治疗。本章从一个新的视角,系统介绍了婴幼儿的各项健康指标的正常值,婴幼儿健康观察的主要内容和表现,并介绍了常见婴幼儿疾病的症状表现及可能的原因。随后,梳理了婴幼儿常见疾病,以及常见疾病的护理和预防措施。

本章学习目标

1. 掌握婴幼儿健康指标的正常值和异常体征的表现及可能的原因;
2. 熟悉婴幼儿常见疾病的症状表现;
3. 熟悉婴幼儿常见疾病的护理和预防。

本章思维导图

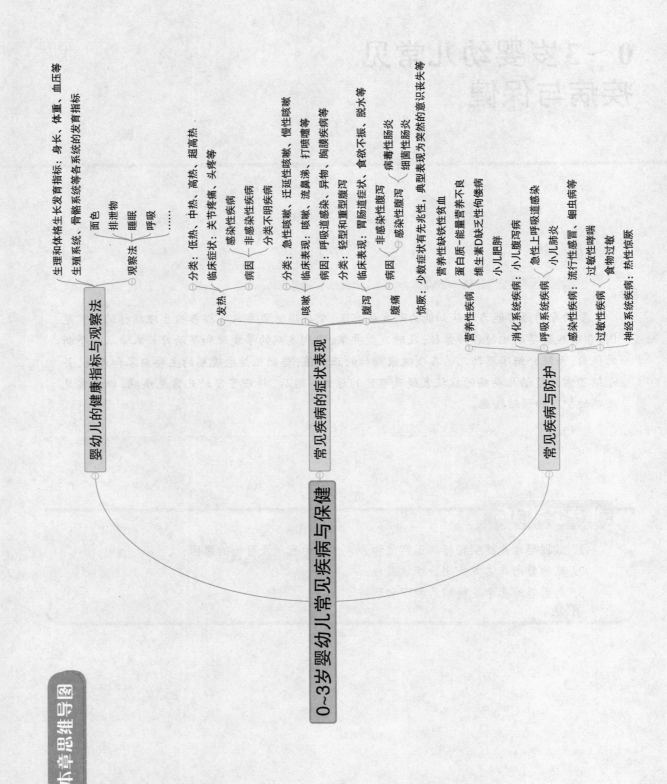

0～3岁婴幼儿常见疾病与保健

婴幼儿的健康指标与观察法

├─ 生理和体格生长发育指标：身长、体重、血压等
├─ 生殖系统、骨骼系统等各系统的发育指标
└─ 观察法
　　├─ 面色
　　├─ 排泄物
　　├─ 睡眠
　　├─ 呼吸
　　└─ ……

常见疾病的症状表现

├─ 发热
│　├─ 分类：低热、中热、高热、超高热
│　├─ 临床症状：关节疼痛、头疼等
│　└─ 病因
│　　　├─ 感染性疾病
│　　　├─ 非感染性疾病
│　　　└─ 分类不明疾病
├─ 咳嗽
│　├─ 分类：急性咳嗽、迁延性咳嗽、慢性咳嗽
│　├─ 临床表现：咳嗽、流鼻涕、打喷嚏等
│　└─ 病因：呼吸道感染、异物、胸膜疾病等
├─ 腹泻
│　├─ 分类：轻型和重型腹泻
│　├─ 临床表现：胃肠道症状、食欲不振、脱水等
│　└─ 病因
│　　　├─ 非感染性腹泻
│　　　└─ 感染性腹泻
│　　　　　├─ 病毒性肠炎
│　　　　　└─ 细菌性肠炎
└─ 惊厥：少数症状有先兆性，典型表现为突然的意识丧失等

常见疾病与防护

├─ 营养性疾病
│　├─ 营养性缺铁性贫血
│　├─ 蛋白质—能量营养不良
│　├─ 维生素D缺乏性佝偻病
│　└─ 小儿肥胖
├─ 消化系统疾病：小儿腹泻病
├─ 呼吸系统疾病：急性上呼吸道感染、小儿肺炎
├─ 感染性疾病：流行性感冒、蛔虫病等
├─ 过敏性疾病：过敏性哮喘、食物过敏
└─ 神经系统疾病：热性惊厥

第一节 0～3岁婴幼儿的健康指标与观察法

婴幼儿时期生长发育迅速,各项指标变化快,各年龄阶段的特点差异大,需要密切关注。了解婴幼儿的各项健康指标,并能通过观察法辨别各项指标异常时的表现,是早期识别婴幼儿疾病的重要方法。在疾病初见端倪时早期识别,并采取有针对性的治疗和护理措施,可以事半功倍。

一、婴幼儿的各项健康指标

(一)生理和体格生长发育指标

婴幼儿生理指标主要有体温、脉搏、呼吸频度、血压等。体格生长发育指标主要有身高(身长)、体重和头围。婴幼儿时期生长发育迅速,各项指标变化快,年龄阶段特点差异大,具体指标见表3-1。

表3-1 婴幼儿生理和体格生长发育指标

指标内容	年 龄		
	0～28天(新生儿期)	1～12个月(婴儿期)	2～3岁(幼儿期)
体 温	肛温: 36.9～37.5℃ 口腔: 36.3～37.2℃ 腋下: 36～37℃		
脉 搏	130～140次/分钟	110～130次/分钟	2岁: 96～115次/分钟 3岁: 86～105次/分钟
呼 吸	40～60次/分钟	20～30次/分钟	
血 压	新生儿: 50～70/30～40(mmHg) 1岁以内收缩压=月龄×2+68(mmHg) 2～3岁收缩压=年龄×2+80(mmHg) 舒张压=2/3收缩压		
身高(身长)	出生时约50 cm,3个月月龄时61～63 cm 1岁时约75 cm,2～3岁时身高=年龄×7+75(cm)		
体 重	6个月以内婴儿体重=出生时体重(kg)+月龄×0.7(kg) 7～12个月婴儿体重=6 kg+月龄×0.25(kg) 2～3岁幼儿体重=年龄×2+8(kg)		
头 围	头围=身长(cm)×4/10+15(cm)		
胸 围	比头围小1～2 cm	约1岁时基本等于头围	胸围=头围+年龄-1(cm)

(二)各系统发育指标

了解婴幼儿各系统的发育情况有利于把握身体功能各阶段特点,有针对性地开展卫生保健。骨骼系统、肌肉和生殖系统发育特征见表3-2,神经系统发育的阶段特点在心理发育章节呈现。

表3-2 婴幼儿各系统发育指标

系 统		特 征
骨 骼	头颅骨	胎儿头颅骨间大的裂缝为囟门,分为前囟和后囟,出生时前囟1.5～2 cm,生后2～3个月婴儿颅骨重叠逐渐消失,前囟增大,之后随着颅骨骨化前囟逐渐闭合。前囟大小与闭合年龄个体差异较大,2岁时96%的儿童前囟均闭合。后囟出生时近闭,大约0.5 cm,6～8周周龄时闭合

（续表）

系　统		特　征
骨　骼	长　骨	长骨的生长是从胎儿期到成人期逐渐完成的。出生后，长骨干骺端（约在膝盖、肘部处）次级骨化中心随年龄增长按一定顺序和解剖部位有规律地出现，因此次级骨化中心的出现能够反映长骨生长发育的成熟程度，有助于判断骨发育的年龄，即骨龄。骨龄－日历年龄的差值在±1以内为正常，大于1为早熟，小于−1为晚熟
	脊　柱	脊柱存在生理学弯曲。婴儿3～4个月抬头动作的发育使颈椎前凸，形成颈曲；6～7个月婴儿会后坐，胸椎后凸形成胸曲；1岁前后婴幼儿开始行走，腰椎前凸逐渐形成腰曲，脊柱形成类似于S形的弯曲
牙　齿		人一生中有两副牙齿，即乳牙和恒牙。多数婴儿8个月时乳牙开始萌出，通常萌牙顺序为下颌先于上颌，由前向后进行。乳牙共20颗，约在3岁内出齐
肌　肉		胎儿期肌肉组织发育较弱，出生后随小儿躯体和四肢活动增多逐渐发育。小婴儿肌张力较高，1～2个月后肌张力才逐渐减退，肢体可自由伸屈放松。当小儿运动能力增强，会坐、爬、站、行、跑、跳后，肌肉组织发育加速。婴幼儿因为肌肉骨骼系统的发育还不完善，所以不宜进行有氧运动
生殖系统	男	婴幼儿时期生殖系统发育缓慢，青春期后迅速发育。出生时男孩的生殖器官应该健全，出生后到4岁前，睾丸大小不会有什么变化。在出生后的例行体检中，应了解睾丸下降的情况。若睾丸没有及时降落至阴囊内，则为隐睾。三岁前男婴幼儿阴茎存在包皮过长的现象，一般不必担心
	女	出生后2～3周后，婴幼儿抵抗力较低，易于受到外界病原微生物的感染引起外阴炎症，进而局部充血、渗出引起粘连

二、常用观察法

（一）面色

婴幼儿正常情况下面色红润，如果面色异常，需要引起照护人的注意。婴幼儿面色特征及可能原因见表3-3。

表3-3　婴幼儿面色特征及可能原因

面　色	可　能　原　因
发　黄	有可能为新生儿黄疸，一般在出生后短期内可自行消退；若无法消退且有更为严重的趋势，则为病理性黄疸。病理性黄疸的发生会导致患儿出现核黄疸，使其机体智力和神经功能发育受到影响。如果同时伴有腹泻，可能是由于营养不良造成的贫血，也有可能与肝胆疾病有关
发　红	婴幼儿皮肤很细嫩，毛细血管丰富，如遇外界刺激，比如室内氧气不足，空气过冷或过热，都会造成毛细血管急速膨胀而产生脸红的现象，所以一般来说不用担心。但是，如果面色长时间发红，较为严重地表现为面红耳赤，多半是由于外感引起的风热感冒
发　白	有可能为缺铁性贫血
发　黑	可能是缺钙引起的抽搐，一般5～15分钟自动停止，如果没有好转，则有可能是先天性心脏病或恶性贫血，需要引起注意
发　紫	需要检查一下是不是因为突然的呼吸道堵塞，若平时就有脸色青紫的情况，则有可能是先天性心脏病或贫血

（二）进食

婴幼儿成长发育期间每阶段所需要的营养不同，婴幼儿喂养者需根据婴幼儿月份以及每日基本摄食量合理地对婴幼儿进行喂养，一般来说，随着年龄的增大，每日喂养次数逐渐减少。在进食过程中若出现哭闹、不愿进食或进食困难、呕吐等现象，应引起照护人的注意，可能是阑尾炎或先天性食管狭窄等疾病。

（三）排泄物

婴幼儿粪便的性状和次数，能够反映其消化系统的生理与病理状况，可为一些疾病提供重要的线索（见表3-4）。因此，照护人应留意婴幼儿粪便的变化。

表3-4　婴幼儿粪便及原因

大便类型		特　　征
正常粪便	频　　率	新生儿排便次数一般每天1～2次，亦可多至3～4次
	墨绿色便	新生儿排出的胎粪为墨绿色或深绿色。无臭、质地黏稠，常黏附在尿布上，不易洗净。若哺乳充分，出生后两三天即排尽，转变为普通的婴儿粪便
	金黄色便	未加辅食的母乳喂养婴儿，粪便呈金黄色，软膏样，均匀一致，常带有种子样颗粒，有时稍稀薄而微带绿色，有酸味，无臭或微臭（喂以少量辅食品时）
	淡黄色便	牛奶喂养婴儿的粪便为淡黄色，硬膏样，质地干稠，常混有灰白色的奶瓣。有臭味
	饥饿便	婴儿排便次数多而量少。混有深绿色的肠黏液和不消化物，见于长期喂养不足的婴儿。如逐渐增加饮食，合理喂养，粪便即可转为正常
异常粪便	水样便	粪便呈水样，次频而量多，有酸臭味，伴有呕吐，有可能是肠道感染或呼吸道感染
	泡沫便	粪便呈棕黄色水样，带有大量泡沫，并且有强烈的酸味
	豆腐渣便	黄色带黏液的稀便，有时排豆腐渣样便。多见于体弱、营养不良的婴幼儿
	血性便	血便的表现形式多种多样，通常大便呈红色或黑褐色，或者夹带有血丝、血块、血黏膜等
	脓血黏液便	婴幼儿粪便中混有脓血和黏液，排便次频而量不多。伴有腹痛和痢疾，婴儿表现为排便前哭闹
	黏液便	婴幼儿粪便中混有鼻涕样黏液
	白陶土样便	粪便失去正常的黄褐色，粪便呈淡黄色或灰白色
	脂肪便	每次排便量甚多，呈灰白色糊状或液状，外观如奶油。具有油光色彩，可以在便盆中滑动。脂肪便具有腐臭味

（四）睡眠

正常的睡眠时间和节律是反映婴幼儿身心健康水平的重要指标。新生儿昼夜睡眠时间基本相等，正常新生儿睡眠周期约50分钟，3～4小时连续睡眠后可有1～2小时的清醒期。2～12个月时每日总睡眠时间12～13小时，夜间睡眠9～10小时，日间睡眠3～4小时。多数幼儿有一次日间睡眠，每日总睡眠时间为11～13小时，其中夜间睡眠时间平均9.5～10.5小时，日渐小睡平均2～3小时。

（五）哭声

婴幼儿的大部分需求都是通过哭来表现的。正常啼哭声音抑扬顿挫，嘹亮而极富节奏感，基本无泪液流出。这样的啼哭每天4～5次，累计总时长为2小时。婴幼儿饿了、冷了或肚子痛等不同的情况下，会发出略有不同的哭声，照护人需要仔细观察婴幼儿状态，及时回应婴幼儿的身心需求。如果照护人及时安抚婴幼儿，并满足其生理需求后，仍不能停止哭闹，则考虑可能与一些疾病有关。

生病时，哭声通常是虚弱的呜咽，但却是持续不断的，而且表现得无精打采、食欲不振，同时还可能有呕吐、腹泻、发烧等症状；或者哭声突然变尖锐，剧烈苦恼，表情痛苦。

（六）呼吸

婴幼儿在正常状态下，呼吸均匀平静，正常频率每分钟30次到50次。在清醒时，吃奶、喝水一一般不会引起呛咳。入睡时,双唇红润闭合,面色粉白、细腻润泽,呼吸均匀。

可以在安静或睡眠状态下,观察宝宝的腹部或胸部的起伏情况。宝宝的腹部或胸部的一起一伏为一次呼吸。一般情况下,即使宝宝穿着衣服,也可以看清他的腹部或胸部的起伏,如果看不清,照护人可以掀起宝宝的衣服后再观察,还可以将一只手轻轻放在宝宝的腹部或胸部来感觉宝宝的起伏运动。

(七)体温

身体健康的婴幼儿体温不是恒定不变的,通常在早晨较低,下午略高,但是正常的变化幅度在1℃以内。人体体温的波动决定了婴幼儿发热更容易在晚上发生,照护人此时应给予及时恰当的护理。一般来说,当体温低于35.5℃时,称为体温过低,体温在37.4℃称为低热,38～39℃为高热。由于婴幼儿神经系统发育不完善,对体温调节能力较弱,故1～3个月月龄病因不明急性发热时,必须要进行血培养检查。

最常用的体温测量方法是水银体温测量法,按照基础护理测温法的常规操作是:检查体温计是否完好,将水银柱甩至35℃以下,擦干婴幼儿腋下的汗液,将体温计水银端放于患者腋窝处并贴紧皮肤,防止脱落。测量5～10分钟后取出。要注意避免体温计破裂导致元素汞流出和玻璃碎片伤害到婴幼儿。电子体温计与水银体温计测量温度差异很小,可以用电子体温计代替水银体温计测量体温。

(八)皮肤

婴幼儿的皮肤相对娇嫩,出现皮肤类疾病的概率较高。如果婴幼儿头面部、头部、颈部、背部等出现红斑、小水疱、糜烂等现象,则有可能患上湿疹、痱子、脂溢性皮炎、脓疱疮等皮肤病。

(九)口腔

婴幼儿时期的口腔疾病主要有龋齿、乳牙外伤、鹅口疮、疱疹性口炎、血管瘤、过早长牙、舌系带过短等。照护人在观察婴幼儿口腔时,要注意牙齿是否松动、龋坏或受到损伤;若婴幼儿有发热、哭闹、拒食等举动,要检查一下口腔黏膜处是否出血水肿、起红点或白点。

(十)眼睛

婴幼儿常见眼疾包括遗传性眼疾、感染性眼疾、正常结构变异的眼疾,还有早产造成的眼疾,主要症状有流泪、怕光、发红、无神、睑垂、有眼屎、频繁眨眼等,如果照护人发现婴幼儿有上述症状,应注意是否有眼部疾病的可能。

│第二节│ 0～3岁婴幼儿常见疾病的症状表现

一、发热

发热是婴幼儿最常见的症状之一,也是最常见的急症及住院原因。本质上来说,发热不是一种疾病,而是一种防御机制,对机体有免疫促进作用。测量体温的方法有3种,即腋温、口温、肛温,其中肛温较为可靠。婴幼儿肛温在35～37.5℃之间。一般认为肛温大于38℃,腋温大于37.5℃时存在发热症状。

（一）分类

按发热程度,可分为:低热(37.5～38℃)、中度发热(38～39℃)、高热(39～41℃)、超高热(>41℃)。

（二）临床症状

1. 体征

全身营养及意识状态、皮疹(疹型及分布、充血性皮疹、出血性皮疹)、淋巴结肿大(部位、大小、坚硬度、活动情况、有无压痛)、关节肿胀及部位、眼耳鼻口咽部阳性体征(结膜炎、外耳道疖肿、叩诊异常等)、心脏体征(心脏大小、心音、心跳、心率、节律、杂音等)、腹部压痛及部位、腹部异常包块、肾区叩击痛、肝脾大(程度、表面性质及坚硬度、有无压痛)、脑膜刺激征等。

2. 并发症状

皮疹、肌肉或关节肿痛及部位、咳嗽、咯血、胸痛、腹痛及部位、异常包块、心慌、气短、呼吸困难、膀胱激惹症状(尿频、尿痛、尿急等)、头痛、恶心呕吐、惊厥、进行性消瘦等。

（三）病因

小儿发热可能是由感染性疾病或非感染性疾病引起的,具体分类如下。

1. 感染性疾病（据病因分类）

（1）细菌感染。

败血症、脓毒败血症、猩红热及其他链球菌感染、伤寒及其他沙门菌属感染、结核病、化脓性脑膜炎(包括流行性脑脊髓膜炎)、细菌性痢疾等肠道细菌性感染性疾病。

（2）病毒感染。

流行性腮腺炎、麻疹、水痘、病毒性脑炎、脊髓灰质炎、疱疹病毒感染及传染性单核细胞增多症、新生儿宫内感染、狂犬病、流行性出血热、肠道病毒等病毒感染性疾病。

（3）其他。

弓形虫感染、螺旋体和立克次体传染病、真菌性疾病、寄生虫病等全身性感染性疾病。

2. 非感染性疾病

（1）风湿性疾病。

常见风湿热、类风湿病全身型、类风湿性关节炎、系统性红斑狼疮、结节性多动脉炎、皮肌炎、皮肤黏膜淋巴结综合征等。

（2）组织破坏或坏死。

组织破坏或坏死时,体内蛋白质代谢异常增加而产热过多;或由于蛋白质产物可成为"制热物质"(致热源),如恶性肿瘤(白血病、恶性淋巴瘤、恶性网状细胞病等)、烧伤、严重创伤、大手术术后等均可引起发热。

（3）大量失血或失水。

使有效循环量减少而致散热障碍,体温升高。可见于脱水热。

（4）肌肉运动过强。

如剧烈运动、严重惊厥或癫痫大发作后,体温可升高。

（5）体温调节功能障碍。

见于体温中枢尚未完善的弱小婴儿、颅内损伤(颅内出血或肿物)的患儿、中暑(暑热症)的婴幼儿。

（6）生物制品。

如血清制品、菌苗等高分子异体蛋白质致发热,如血清病、药物热等。

（7）内分泌功能异常。

如甲状腺功能亢进等。

（8）散热障碍。

可见于皮肤疾患（如广泛性鱼鳞病、广泛性皮炎）以及外胚叶发育不良而缺乏汗腺不能散热的患儿。

3. 分类不明的疾病

如全身性结节性脂膜炎、婴儿骨皮质增生症、免疫母细胞淋巴结病及输液或输血反应、溶血性贫血。

二、咳嗽

咳嗽（cough）是婴幼儿常见的呼吸系统疾病之一，咳嗽是为了排除呼吸道异物或分泌物而发生的一种身体防御反射动作。根据病程长短可分为：急性咳嗽（病程在两周以内）、迁延性咳嗽（病程在2～4周）和慢性咳嗽（病程超过4周）。

（一）临床表现

急性咳嗽的临床表现除昼夜频繁咳嗽外，还伴有流鼻涕、打喷嚏、嗓子发红等症状，且夜晚若出现声音嘶哑或犬吠样咳嗽，甚至呼吸困难等现象时，可初步推测为急性喉炎所致。慢性咳嗽分为特异性咳嗽和非特异性咳嗽，前者指咳嗽是诊断疾病的明确症状之一；而对于后者，咳嗽只是其中一种症状，可能暂时找不到咳嗽归属的疾病。

（二）病因

1. 呼吸道感染

小儿呼吸道血管丰富，气管、支气管的内径狭窄，黏膜柔软，容易发生感染，故为小儿咳嗽最多见的原因。如细菌性或（和）病毒性上呼吸道感染（包括急慢性咽炎、咽壁脓肿、喉炎）、支气管炎、毛细支气管炎、各种肺炎、支气管扩张、肺脓肿、肺结核、肺寄生虫病、麻疹、百日咳等。此外尚有真菌性感染，包括白色念珠菌、新型隐球菌及其他真菌引起的肺部疾病。

2. 变态反应性疾病

支气管哮喘（包括咳嗽变异性哮喘）、吕佛勒综合征、嗜酸粒细胞性肺部浸润等。

3. 异物及其他

刺激喉、气管、支气管异物引起激烈的咳嗽发作，如奶类、鱼肝油、石蜡油等吸入肺内引起吸入性肺炎，以及吸入浓烟、尘埃、刺激性气体，亦可引起咳嗽。

4. 压迫呼吸道疾病

增殖性肺大、甲状腺肿大、胸腺肥大、肺门及其他淋巴结肿大、胸膜炎、纵隔炎、纵隔肿瘤或囊肿、全心扩大、心包积液等。

5. 胸膜疾病

胸膜炎、脓胸、脓气胸。

6. 循环系统疾病

充血性心力衰竭、肺水肿、肺栓塞及二尖瓣狭窄引起的心房肥大等。

7. 神经精神因素

习惯性咳嗽、神经性咳嗽，如耳中异物、耳垢或炎症等刺激，通过迷走神经耳支反射可引起咳嗽。

8. 先天性畸形

气管软化症、支气管狭窄、支气管囊肿、先天性食管闭塞、先天性肺段隔离症、膈疝。

9. 其他

肺含铁血黄素沉积症、肺泡微结石症、肺泡蛋白质蓄积症、胰腺囊性纤维变性、白血病或网状内皮细胞的肺部浸润及自身免疫性疾病,包括出血性肺肾综合征、红斑狼疮及类风湿性关节炎等。

三、腹泻

腹泻是指每天大便排出量增加,小儿胃肠道处理285 ml/(kg·d)液体而排出5～10 g/(kg·d)大便,如排便量超过10 g/(kg·d)则为腹泻。小儿腹泻是一组由多病原、多因素引起的以大便次数和量增多、性状改变为主要特点的病症,通常伴随脱水、腹胀、呕吐等现象。其中,婴幼儿胃肠道功能发育尚不健全,比较容易出现腹泻现象,这是造成小儿营养不良、生长发育障碍和死亡的主要原因之一。

(一)分类

根据病情腹泻可分为轻型和重型。轻型多为饮食因素或肠道外感染所致,主要表现为胃肠道症状(呕吐,大便次数增多、形状改变为稀便带不消化食物残渣),而无明显的全身症状,多在数日内痊愈。重型多由肠道内感染引起,也可由轻症加重而来。有较重的胃肠道症状(频繁呕吐、腹泻,大便性状改变为稀水、黏液或脓血便),并有较明显的脱水、电解质紊乱、酸碱失衡和全身中毒症状(发热、烦躁、萎靡、嗜睡、昏迷、休克等)。根据病程分为可分为急性(病程＜2周)、迁延性(病程2周～2个月)、慢性(病程＞2个月)。

(二)临床表现

1. 急性腹泻

急性腹泻的临床表现是腹泻的共同临床表现。

轻型腹泻主要是胃肠道症状,食欲不振,偶有溢乳或呕吐;大便次数每日数次至十数次,每次量不多;大便黄色或黄绿色,带奶瓣和(或)泡沫、少量黏液,镜检可见脂肪球。无明显的全身症状,偶有低热,无脱水症状,多在数日内痊愈。

重型腹泻则除了有较重的胃肠道症状外,还有较明显的脱水和电解质紊乱及全身中毒症状(发热、烦躁、精神萎靡、嗜睡、昏迷、休克)。具体表现为脱水、代谢性酸中毒、低钾血症、低钙和低镁血症、低磷等。

2. 迁延性、慢性腹泻

此组腹泻病因复杂,以急性腹泻迁延不愈最常见,感染、过敏、酶缺乏、免疫缺陷、药物因素、先天畸形、先天肠分泌异常、分泌血管活性肠肽(VIP)瘤等均可引起。除腹泻外,临床常合并营养不良、免疫功能低下、继发感染,甚至多脏器功能异常。

(三)病因

1. 非感染性腹泻

主要由饮食不当引起,使消化过程发生障碍,未能被充分消化、吸收的食物积滞在小肠,使腔内酸度降低,有利于肠道下部细菌上移并繁殖,使食物发酵和腐败造成内源性感染。

2. 感染性腹泻

(1)病毒性肠炎。

病毒使小肠绒毛上皮细胞发生空泡性变性、坏死,使回吸收水分和电解质能力受损引起腹泻。

(2)细菌性肠炎。

细菌性肠炎可分为肠毒素性和侵袭性两种机制。肠毒素性是由产肠毒素细菌引起的,如霍乱弧菌、肠毒素性大肠杆菌、空肠弯曲菌等。细菌不侵入肠黏膜，不引起形态学变化。临床上除腹泻脱水外，多数无发热等其他全身性症状。

四、腹痛

腹痛是小儿常见的临床症状。引起腹痛的原因多种多样，不同疾病可能表现为相似的腹痛，同一种疾病也可能引起不同的腹痛。腹痛是一种主观感觉，其性质和强度不仅受病变情况和刺激程度影响，也会受精神和心理隐私的影响，因此患者对疼痛的敏感性存在差异。

病因包括腹内病变，如感染（炎症）所致腹痛；以及阻塞、狭窄等机械性因素或血管因素，如肠套叠、肠扭转和肠寄生虫病引起的腹痛等。另外，还包括腹外病变所致腹痛。

五、惊厥

惊厥是小儿时期常见的急症，是一种全身性或身体某一局部肌肉运动性抽搐，是由骨骼肌不自主的强烈收缩而引起的，严重者可出现发绀和大小便失禁。

（一）临床表现

惊厥发作前有少数症状具有先兆性，如极度烦躁、精神紧张、精神惊恐等。

惊厥发作时的典型表现为突然的意识丧失或跌倒，两眼上翻或凝视、斜视，头向后仰或转向一侧，牙关紧闭，面部、四肢呈强直性或阵挛性抽搐，伴有呼吸屏气、发绀、口吐白沫、大小便失禁等，经数秒或数十分钟后惊厥停止，进入昏睡状态；惊厥发作时的不典型状态表现为局部的、半身性的惊厥或肌阵挛发作，如口角抽动、双眼凝视、斜视、眨眼、吸吮、吞咽动作等。不典型的惊厥症状在早产儿中更常见。

（二）病因

非感染性疾病：颅内疾病可见于癫痫、颅内占位性病变（如脑肿瘤、脑变性病、颅脑外伤、脑出血等）；颅外疾病常见于某些遗传代谢缺陷，如糖尿病、半乳糖血症、苯丙酮尿症等。颅外疾病包括急性心源性脑缺血综合征、缺氧、栓塞等。

感染性疾病：颅外感染包括高热惊厥、中毒性脑病（如中毒性痢疾、败血症等）；颅内感染包括病毒性脑炎、化脓性脑膜炎、弓形虫病、脑型疟疾等。

▌第三节▐ 0～3岁婴幼儿常见疾病与防护

一、营养性疾病

（一）营养性缺铁性贫血

营养性缺铁性贫血是由于体内铁缺乏，导致血红蛋白合成减少，引起低血色素性贫血，这是婴幼儿时期最常见的一种贫血。缺铁性贫血是小儿最常见的一种贫血，以婴幼儿发病率最高，严重危害小儿健康，是我国重点防治的小儿常见病之一。任何年龄均可发病，以6个月至2岁最多见。发病缓慢，其临床表现随病情轻重而有不同。一般表现为皮肤黏膜逐渐苍白，易疲乏，不爱活动。年长儿可诉头晕、眼前发黑、耳鸣等；消化系统症状，如食欲减退，少数有异食癖；可有呕吐、腹泻；可出现口腔炎、舌炎或舌乳头萎缩；重者可出现萎缩性胃炎或吸收不良综合征。神经系统症状：表现为烦躁不安或萎靡不振，精神不集中、记忆力减退，智力多数低于同龄儿。

1. 护理措施

（1）加强护理。

保证充足睡眠，避免感染，如伴有感染者应积极控制感染；重度贫血者注意保护心脏功能。根据患儿消化能力，适当增加含铁质丰富的食物，注意饮食的合理搭配，以增加铁的吸收。

（2）去除病因。

对饮食不当者应纠正不合理的饮食习惯和食物组成，有偏食习惯者应予纠正。如有慢性失血性疾病，如钩虫病、肠道畸形等，应予以及时治疗。

（3）口服铁剂。

铁剂是治疗缺铁性贫血的特效药，若无特殊原因，应采用口服法给药；以两餐之间口服为宜，既可减少胃肠的不良反应，又可增加吸收。同时服用维生素C，可增加铁的吸收。牛奶、茶、咖啡及抗酸药等与铁剂同服均会影响铁的吸收。

2. 预防措施

提倡母乳喂养，足月儿从6月开始在饮食中添加铁，早产儿和低体重儿从3个月开始在饮食中添加铁。添加含铁丰富且吸收率高的辅助食品，如瘦肉、肝、鱼肉等，合理搭配膳食。对于营养性巨幼细胞贫血，应改善哺乳母亲的营养，为婴儿及时添加辅食，合理搭配膳食，及时治疗影响叶酸吸收的肠道疾病并合理用药。

（二）蛋白质-能量营养不良

蛋白质-能量营养不良是指膳食中缺乏能量和（或）蛋白质引起的一种营养缺乏症，主要见于3岁以下幼儿，是世界范围内最常见的营养缺乏病之一。应大力推广新法育儿，宣传正确喂养方法，进行营养指导，具体措施如下四点。

（1）指导婴幼儿保健。包括育儿方法、营养指导、正确护理及疾病预防，非常重要。大力培训保育人员，提高业务水平，预防营养不良的发生。

（2）喂养指导。大力提倡母乳喂养，母乳不足者采取合理的混合喂养，补充牛乳或豆浆。母亲不能授乳或缺乳者，应以适龄的配方乳喂之，不能单独用淀粉类、炼乳、麦乳精等喂养。

（3）加强体格锻炼，提高身体素质。

（4）防治其他疾病。预防各种传染病的发生，做好计划免疫接种。矫治先天性畸形，如先天性心脏病、唇裂、腭裂、肥厚性幽门狭窄等。

（三）维生素D缺乏性佝偻病

维生素D缺乏性佝偻病，为新形成的骨基质钙化障碍，是以维生素D缺乏导致钙、磷代谢紊乱和临床以骨骼的钙化障碍为主要特征的疾病。维生素D不足导致的佝偻病，是一种慢性营养缺乏病，发病缓慢，影响生长发育。多发生于3个月至2岁的小儿。

1. 护理措施

（1）营养不足的护理。对3个月以下患儿及有手足搐搦症病史者，在使用大剂量维生素D前2～3日、用药后2周需按医嘱加服钙剂，以防发生抽搐；口服浓缩鱼肝油滴剂时可将其直接滴于舌上喂少许温水，或用小勺盛少许温水再滴进鱼肝油喂给患儿，以保证用量。

（2）预防骨骼畸形。

（3）健康指导。介绍佝偻病的病因及预防要点，讲解护理患儿的注意事项，介绍佝偻病的预防方法。

2. 预防措施

妊娠期多进行户外运动并使用富含维生素D的食物,在后期适量补充维生素D。新生儿在出生后应给予生理量(10 μg/d=400 IU/d)维生素D至2岁;早产儿、低出生体重或双胞胎应给予20 μg/d=800 IU/d维生素D。3个月之后,改成预防量(10 μg/d=400 IU/d)。婴幼儿应采取综合性防御措施,保证一定时间的户外运动和给予预防量的维生素D及钙剂并及时添加辅食。

(四)小儿肥胖

儿童肥胖症的标准一般指体重超过同性别、同年龄健康儿或同身高健康儿平均体重的2个标准差,或超过同年龄、同性别平均体重的20%。

护理措施:开展饮食管理,使患儿每日摄入的能量低于机体消耗总能量。饮食管理的原则如下。

1. 满足生长发育所需的基本营养

饮食构成以碳水化合物为主的高蛋白质、低脂肪食物为主。其中,蛋白质供给能量占30%～35%,脂肪供给能量占20%～25%,碳水化合物供给能量占40%～45%。青春期生长发育迅速,此时期蛋白质供给能量可增至50%～60%。每日食物供给总能量的减少量,依其肥胖严重程度而定:严重肥胖者,可按理想体重所需能量减少30%或更多。

2. 减少热量摄入

宜选用热量少、体积大的食物,以满足患儿的食欲,不致引起饥饿的痛苦。进餐次数不宜过少,必要时,两餐之间可供低热量的点心。

3. 体重不宜骤减

最初控制体重增加,以后使体重逐渐下降。当降至该年龄正常值以上10%左右时,不再严格限制饮食。

二、消化系统疾病——小儿腹泻病

小儿腹泻,是多病原、多因素引起的以腹泻为主的一组疾病。主要特点为大便次数增多和性状改变,可伴有发热、呕吐、腹痛等症状及不同程度水、电解质、酸碱平衡紊乱。这是2岁以下婴幼儿的常见病。

1. 护理措施

(1)补充体液。

给患儿多于正常摄入量的液体,包括饮水或其他流质食物如粥、汤等。如果婴儿是母乳喂养,要继续喂养,但要增加次数(至少每3小时要喂一次);如果婴儿是人工喂养,则要在奶中加入比平时多一倍的水,至少每3小时喂一次。

(2)提供合理膳食。

对4至6个月以上的婴儿,应供给高营养和相对高热量的食物,但要视婴幼儿年龄而定。特别要注意不能给患儿高糖食物,因为它可以加重腹泻病,也不要给高纤维素和不易消化的食物。若给很稀的汤,尽管含有充足的水,但因没有足够的营养,也不利于小儿康复。

(3)必要时去医院就诊。

当小儿出现腹泻次数太多,严重口渴,眼睑凹陷,伴有发烧,不能正常进食和饮水,在家中治疗未见任何好转时一定要带孩子去医院就诊,进行治疗。

2. 预防措施

(1)合理喂养。

提倡母乳喂养,及时添加辅助食品,每次增加一种,逐步增加,并适时断奶。配方奶经加热后因为缺少母乳中的多种抗肠道感染的因子,应根据具体情况选择合适的代乳品。

（2）积极防治营养不良。

对于生理性腹泻的婴儿应避免不适当的药物治疗,同时注意避免由于婴儿便次多而怀疑其消化能力,而不按时添加辅食。

（3）养成良好的卫生习惯。

注意乳品的保存和奶具、食具、便器、玩具及设备的定期消毒。

（4）预防交叉感染。

对于感染性腹泻婴儿,尤其是大肠杆菌、鼠伤寒沙门菌、轮状病毒肠炎的感染性较强,集体机构如有流行,应积极治疗患者并做好消毒隔离工作,防止因交叉感染而形成大面积感染。

（5）慎用广谱抗生素。

避免长期滥用广谱抗生素,对于即使没有消化道症状的婴幼儿,但在因败血症、肺炎等肠道外感染必须使用抗生素,尤其是广谱抗生素时,应加用微生态制剂,防止由于难治性肠道菌群失调所导致的腹泻。

（6）疫苗接种。

轮状病毒肠炎流行甚广,接种疫苗是一种理想的防御方法,口服疫苗国内已有应用,但持久性尚待研究。

三、呼吸系统疾病

（一）急性上呼吸道感染

急性上呼吸道感染是由各种病原引起的上呼吸道的急性感染,俗称"感冒",是小儿最常见的疾病。该病主要侵犯鼻、鼻咽和咽部,根据主要感染部位的不同可诊断为急性鼻炎、急性咽炎、急性扁桃体炎等。全年皆可发病,冬春季较多。护理措施包括如下五点。

（1）饮食与休息。急性期患儿注意卧床休息,恢复期可适当活动;发热、全身肌肉酸痛时卧床休息。发热、咽痛、声嘶的患儿给予营养丰富、易消化、无刺激性的流食或半流质饮食,鼓励患儿多饮水。

（2）密切观察面色、神志、体温、呼吸、脉搏、咳嗽、咳痰、大小便情况,仔细听取患儿及照护人主诉,发现异常情况,及时就医,预防高热惊厥、支气管炎、肺炎、心肌炎等并发症。

（3）保持呼吸道通畅和口腔卫生。保持患儿口腔清洁,督促、协助患儿晨起、睡前及饭后漱口,婴幼儿喂奶后喂少量温开水。

（4）发热时执行发热护理常规。不超过38.5℃,可以采用物理降温的方法,包括可以多喝水,用温水擦拭全身,贴一些退烧贴;超过38.5℃,可以服用退烧药。

（5）用药的护理。服用止咳药时,嘱咐患儿服用后勿立即喂水,同时服多种药物时最后饮水。

（二）小儿肺炎（支原体肺炎）

小儿肺炎是婴幼儿时期的常见病。肺炎是由病原体感染或吸入羊水及油类和过敏反应等所引起的肺部炎症,主要临床表现为发热、咳嗽、呼吸急促、呼吸困难以及肺部啰音等。

1. 护理措施

（1）环境的调整保持病室环境舒适,空气流通,适宜的温湿度,尽量使患儿安静,以减少氧气的需要量,按医嘱使用抗生素治疗,并观察治疗效果。

（2）氧疗法:氧疗法有助于改善低氧血症,气促、发绀患儿应给予供氧并评估治疗效果和记录。

（3）保持呼吸道通畅,密切监测生命体征和呼吸窘迫程度,以帮助了解疾病的发展情况。

（4）营养和水分的补充：鼓励患儿进行高热量、高蛋白的饮食，并要多饮水。

2. 预防措施

小儿肺炎多为细菌、病毒、支原体引起，因此肺炎的预防主要是加强体格锻炼，多进行户外运动，增强抵抗力。并且，合理喂养，均衡饮食，养成良好的卫生习惯，及时清洗消毒用具，预防感染。在托幼机构要特别注意早期隔离及避免患感冒的保育员继续担任工作，并定期进行带菌检查，减少传播机会。对于肺炎链球菌感染的高危人群，可以使用多价肺炎链球菌多糖疫苗预防。

四、感染性疾病

（一）流行性感冒

流行性感冒（简称流感）是流感病毒引起的急性呼吸道感染，也是一种传染性强、传播速度快的疾病。其主要通过空气中的飞沫、人与人之间的接触或与被污染物品的接触传播。典型的临床症状：急起高热、全身疼痛、显著乏力和轻度呼吸道症状。

1. 护理措施

（1）病情观察：观察患儿的生命体征以及症状体征的变化，注意有无继发性细菌感染。

（2）用药护理：遵医嘱用药治疗，注意观察用药后的疗效和不良反应。

（3）健康指导疫苗接种。

2. 预防措施

应养成良好的卫生习惯，及时清洗消毒用具，预防感染，具体如下：

（1）加强体格锻炼，多进行户外运动，保持充足的日光照射，提高疾病抵抗能力；

（2）室内保持空气流通，对于抵抗力较弱的婴幼儿，应避免去人多拥挤的公共场所，防止感染，在流感高发时期，更应加强防护；

（3）多喝白开水，少量多次饮水，可对婴幼儿的呼吸道进行适当冲洗，保持呼吸道清洁，并且少食凉性的食物。

（二）蛔虫病

蛔虫是人体内最常见的寄生虫之一。成虫寄生于小肠，可引起蛔虫病。此外，犬弓首线虫是犬类常见的肠道寄生虫，其幼虫能在人体内移行，引起内脏幼虫移行症。

护理措施具体如下：

（1）向患儿解释有关蛔虫感染的原因、诱因、主要临床表现，指导患儿戒除不良卫生习惯，预防再次发生感染，积极配合医生接受治疗，消除紧张、不安情绪；

（2）教育患儿服用驱虫药物期间，不宜进食过多的油腻食物，避免吃甜、冷、生和有刺激的食物，以免刺激虫体引起并发症；

（3）按医嘱正确指导患儿服用驱虫药物，观察驱虫药物的不良反应，可给予对症处理。

（三）钩虫病

钩虫病是由钩虫寄生人体小肠所引起的疾病。临床上以贫血、营养不良、胃肠功能失调为主要表现，重者可致发育障碍及心功能不全。

1. 护理措施

（1）做好口及皮肤护理，床铺平整。应经常更换尿布，防止尿布皮炎。

（2）患儿的大便应妥善处理，以免散播传染源。

（3）注意驱虫药物的服用并观察其反应。

（4）防止其他感染：患儿机体抵抗力差，应注意避免其他感染。注意饮食卫生，防止消化道感染。

（5）做好宣传教育工作，介绍钩虫病的来源及病情。

2. 预防措施

（1）不可滥食野味，野生动物含有大量寄生虫，有不少寄生虫人体消化道自身无法杀灭，且耐高温能力强。

（2）辅食的准备中，生、熟食品加工要分开，食物要充分煮熟，特别是肉类等动物性食物。

（3）做好个人卫生，经常洗澡、洗手，特别是饭前便后洗手，要勤剪指甲。

（4）做好环境卫生。对于婴幼儿经常接触的玩具和特别是会入口的物品进行消毒。

五、过敏性疾病

（一）哮喘

哮喘是小儿常见的肺部疾患，表现为反复发作性咳嗽，喘鸣和呼吸困难，并伴有气道高反应性的可逆性、梗阻性呼吸道疾病。哮喘是一种严重危害婴幼儿身体健康的常见慢性呼吸道疾病，其发病率高，常表现为反复发作的慢性病程，严重影响了患儿的学习、生活及活动，影响婴幼儿的生长发育。不少哮喘患儿由于治疗不及时或治疗不当最终发展为成人哮喘而迁延不愈，肺功能受损，部分患儿甚至完全丧失体力活动能力。严重哮喘发作，若未得到及时有效治疗，可能致命。引起小儿哮喘的原因有尘螨、皮毛纤维、花粉类、霉菌、感染、有害气体及异味，以及食物过敏诱发的哮喘。

1. 护理措施

（1）密切观察发作时的先兆症状，如发现患儿咳嗽、咽痒、打喷嚏、流涕等呼吸道黏膜的过敏症或有发热、咳嗽、咳脓痰，而且咳嗽逐渐加重等上感症状，应按医嘱给药，以控制哮喘症状。

（2）由于哮喘多在夜间发作，特别是首次发作，最好去医院明确诊断，查清病因，以后则可视情况而定。一般轻、中症可在家治疗和护理，发作时可按医嘱给舒喘灵等气雾剂吸入。

（3）保持环境安静，帮助患儿取半坐位或最舒适体位，并用亲切语言安慰，以解除其恐惧与不安，使之身心得到充分休息。

（4）若咳痰无力，可帮助排痰，方法是五指并拢，略弯曲，轻拍患儿背部，自边缘向中心、再自下而上拍打，一边拍打，一边鼓励患儿将痰咳出。

（5）并发症的观察：咳嗽、呼吸，有无烦躁不安、胸疼、发绀等。备好急救药物。

2. 预防措施

（1）去除病因。避免进食诱发哮喘的食物，如牛奶、鱼虾等。居室内空气清新，不宜放置花草、毛毯等，不养宠物，避免婴幼儿接触二手烟。

（2）充分休息，保持有规律的生活和乐观的情绪，加强耐力锻炼，增强体质，预防呼吸道感染。

（3）提倡母乳喂养，给婴幼儿提供充足、平衡的营养。

（二）食物过敏

小儿食物过敏也称为食物变态反应或消化系统变态反应、过敏性胃肠炎等，是由于某种食物或食品添加剂等引起的 IgE 介导和非 IgE 介导的免疫反应，而导致消化系统内或全身性的变态反应。小儿食物过敏反应的患病率6%～8%，而牛乳是最常见的过敏食物，占其中的3%～7.5%，以1岁以内的婴幼儿多见，2岁以内的检出率为5.2%。随着年龄的增长，小儿食物过敏症的发病率明显下降。有小儿食物过敏的患者常伴有支气管哮喘，发病率6.8%～17%；而对牛奶过敏的小儿，哮喘的发病率则可高达26%。约90%的食物过敏者到3岁时临床症状自行消失，但仍有部分婴幼儿例外，尤其是对花生、坚果、鱼和贝类过敏者,往往会持续到成年。患儿过敏史长短不一的机理不清,可能与其胃肠道功能有关。

典型的食物过敏根据发病的时间分为速发型与迟发型。速发型,发病快,可于进食后几分钟至1~2小时发病;该型较常见,且症状较重。迟发型,进食后大于8小时发病。还有运动诱发的食物过敏。

1. 护理措施

立即停止使用有可能引起过敏的食物。对出现皮肤和消化道症状的,轻度时对症处理,严重时应及时去医院治疗。食物过敏会有多脏器的表现,首先会表现在皮肤上,如出现湿疹,轻度可能是在面部、眉毛、脸颊上有湿疹,重度时,湿疹极其瘙痒,皮肤有渗出、感染、结痂症状。胃肠道的表现,如呕吐、腹泻,或者小婴儿出现喂养困难、有的时候孩子夜间的哭闹,可能和食物过敏引起的肠绞痛有关。小儿食物过敏还会引起鼻炎、哮喘这些呼吸道的症状。有时候也会引起急性口腔过敏综合征,就是吃了东西以后马上出现嘴唇水肿,或者口腔里瘙痒。另外,食物过敏还有最严重的事件是引发过敏性休克,这是非常严重的,要马上去急救处理。

2. 预防措施

提倡母乳喂养,添加辅食时注意分开添加,尽量避免食用易引起过敏的食物。

(1)母乳喂养。母乳中含有多种对过敏有制约作用的免疫球蛋白及多种抗体,对预防过敏有好处。

(2)对未满周岁的婴儿,不宜喂养鱼、虾、螃蟹、海味、蘑菇、葱、蒜等易引起过敏的食物。

(3)每次只添加一种新食物。添加新食物时,要注意观察有无过敏性反应,如出疹、瘙痒、呕吐、腹泻等,一旦出现过敏反应,应停止这种食物一段时间,然后再试用。

(4)喂食后,应立即将口角周围的食物残液擦干净,以防止出现食物残汁导致的皮肤过敏。

六、神经系统疾病——热性惊厥

惊厥也叫惊风、抽风,其中热性惊厥又称高热惊厥,是小儿最常见的惊厥之一,绝大多数预后良好,发病年龄6月至3岁较多见,一般到6岁后由于大脑发育完善,惊厥会得到缓解。惊厥发作的时候,表现为意识突然丧失,而且伴有两眼上翻、凝视或斜视;面部肌肉和四肢强直、痉挛,或者不停地抽动。惊厥发作的时间,一次持续几秒钟至几分钟不等,有时会反复发作,甚至出现持续状态。如果持续时间过长,或反复发作,会引起小儿的脑损害。因此,对小儿惊厥的病症不可忽视。引起小儿惊厥的原因通常可以分为非感染性和感染性两大类。除了高烧引起的惊厥外,中枢神经系统的感染和中枢神经系统以外的感染也会引发惊厥。属于中枢神经系统的感染有各种脑炎、脑膜炎;属于中枢神经系统以外的感染有败血症、中毒性菌痢、肺炎等。

1. 护理措施

(1)如果小儿发生了惊厥,要让小儿侧卧,惊厥时可将纱布包裹的压舌板或开口器放于上下牙齿之间,以防舌被咬伤。

(2)要让小儿保持安静,动作轻柔敏捷,禁止一切不必要的刺激。

(3)热性惊厥时应及时给予降温措施,按高热护理常规,如物理降温、酒精/温水擦浴或药物降温,新生儿解开包裹降温。

(4)用药过程中,应密切观察病情,以避免因用药过量而抑制呼吸。

(5)对惊厥持续不止者,应密切观察呼吸频率、节奏、深浅等,同时观察生命体征和瞳孔、囟门及神志的变化,防止脑水肿的发生,加强营养,做好口腔护理和皮肤护理。

(6)惊厥发作时,禁忌任何饮食,包括饮水。待惊厥停止、神志清醒后根据病情适当给予流质或半流质饮食。

2. 预防措施

热性惊厥的最好预防是不发热，但发热后应用退热药物是否能够预防热性惊厥发作，一直存在争议。目前现有证据表明，单纯应用退热药物并不能预防热性惊厥的发作，仅能增加患儿的舒适度。因此，还是应该增强幼儿体质，实施科学看护，避免感染。

（1）加强护理和小儿体格锻炼。室内要经常开窗通风，多让小儿到室外活动，使机体能适应环境，减少感染性疾病的发生。

（2）要注意营养。小儿除了奶类饮食以外，还应当及时添加辅食，比如鱼肝油、钙片、维生素B1和维生素B6以及各种矿物质，不能让小儿饥饿，以免发生低钙和低血糖性惊厥。

（3）加强看护。防止小儿撞跌头部引起脑外伤，更不能随意用手打小儿头部。

第四章

0～3岁婴幼儿心理健康与保健

　　心理健康对于每个人都很重要，对婴幼儿更是如此。0～3岁是生命中至关重要的头三年，也是身心发育处于非常敏感和脆弱的时期。婴幼儿所获得的爱和关怀是他们探索世界和积累社会经历的基础。婴幼儿与成年人之间的关系对于婴幼儿心理健康至关重要，早期的良好关系为以后的发展提供了重要的基础。反之，早期的创伤、亲情剥夺和不当的照护可以对婴幼儿造成永久性的伤害。导致婴幼儿出现心理行为问题，并产生长期不利影响。然而，我们对婴幼儿心理行为问题的存在和重要性认识不足，常错失最佳的干预时间。本章将从婴幼儿心理健康定义、心理健康问题的分类、流行情况和干预方法等方面做系统介绍。

本章学习目标

1. 熟悉婴幼儿常见心理行为问题的种类和流行情况；
2. 了解婴幼儿心理健康问题的影响因素；
3. 了解婴幼儿常见心理行为问题常用的干预方法。

本章思维导图

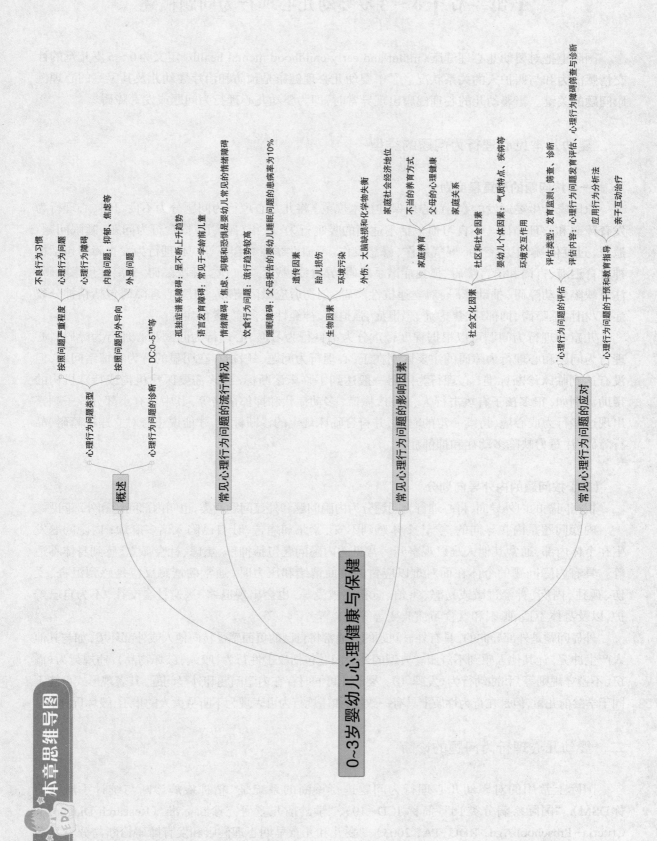

0~3岁婴幼儿心理健康与保健

概述
- 心理行为问题类型
  - 按照问题严重程度
    - 不良行为习惯
    - 心理行为问题
    - 心理行为障碍
  - 按照问题内外导向
    - 内隐问题：抑郁、焦虑等
    - 外显问题
- 心理行为问题的诊断——DC:0-5™等

常见心理行为问题的流行情况
- 孤独症谱系障碍：呈不断上升趋势
- 语言发育障碍：常见于学龄前儿童
- 情绪障碍：焦虑、抑郁和恐惧是婴幼儿常见的情绪障碍
- 饮食行为问题：流行趋势较高
- 睡眠障碍：父母报告的婴幼儿睡眠问题的患病率为10%

常见心理行为问题的影响因素
- 生物因素
  - 遗传因素
  - 胎儿损伤
  - 环境污染
  - 外伤、大脑损伤和化学物失衡
- 社会文化因素
  - 家庭社会经济地位
  - 不当的养育方式
  - 父母的心理健康
  - 家庭关系
  - 社区和社会因素
- 婴幼儿个体因素：气质特点、疾病等
  - 环境交互作用

常见心理行为问题的应对
- 心理行为问题的评估
  - 评估类型：发育监测、筛查、诊断
  - 评估内容：心理行为发育评估、心理行为障碍筛查与诊断
- 心理行为问题的干预和教育指导
  - 应用行为分析法
  - 亲子互动治疗

第一节 0～3岁婴幼儿心理行为问题概述

国际上把对婴幼儿心理健康(infant and early childhood mental health)定义为0～5岁儿童的社交情感能力和与照护人的关系状况。了解婴幼儿心理健康是预防和治疗婴幼儿及其家庭的心理健康问题的关键。当婴幼儿的心理健康出现异常时,即为婴幼儿心理行为问题或发育障碍。

一、婴幼儿常见心理行为问题的类型

(一)按问题的严重程度划分

原国家计生委颁发的《儿童心理保健技术规范》将儿童心理行为问题分为不良习惯、心理行为发育障碍和心理障碍。不良习惯包括不适当的吸吮行为、咬指(趾)甲、饮食行为问题、睡眠问题、遗尿、过度依赖、退缩行为、屏气发作、暴怒发作、习惯性摩擦综合征等。心理行为发育障碍包括精神发育迟滞、言语和语言障碍、孤独症谱系障碍、异食癖、拔毛癖、口吃、睡眠障碍、分离性焦虑障碍、注意缺陷多动障碍、抽动障碍、对立违抗性障碍、创伤后应激障碍等。儿童心理障碍包括精神分裂症、双相情感障碍、抑郁症、焦虑症、恐惧症、强迫症、神经性厌食症、贪食症等。

儿童心理行为问题可以根据程度轻重分为不良行为习惯、心理行为问题和心理行为障碍。心理行为问题和心理行为障碍的主要区别在于,心理行为问题一般指存在明显的行为和情绪问题,但没有达到临床诊断标准;心理行为障碍一般达到了临床诊断标准,多需要医疗机构或特殊机构的帮助。例如,很多孩子有攻击行为、偷窃、撒谎、多动症状和抑郁情绪等,其中只有小部分孩子频繁出现这些行为或心境,持续一定的时间,并符合临床规定的诊断标准,才能说患有对立违抗障碍、品行障碍、注意力缺陷多动症和抑郁症。

(二)按问题的内外导向划分

根据问题的内外导向,将心理行为问题分为内隐问题和外显问题两类,也叫内部问题和外部问题。

内隐问题是内在导向的,会让个体感到不安、紧张和痛苦,让自己陷入诸多麻烦;内隐问题发生在个体内部,通常其他人难以观察到。常见的内隐问题包括抑郁、焦虑、社会孤立、感到身体不适等。具有内隐问题的个体在面对难以应付的负面情绪和压力时,通常的情感反应是感到沮丧、受伤、孤独、内疚、神经过敏或易怒、害怕、觉得不被爱等,也会出现退缩、逃避社会交往,不为自己辩护,以及身体不适、睡眠和饮食习惯改变等等。

外显问题是外部导向的,具有外显问题的人通常将自己的负面感受转向他人或外部环境,如与其他人产生冲突,让其他人感到不舒服。典型的外显问题包括攻击性行为(咬人、破坏物品)、违规行为(偷窃、不遵守规则等)和冲动行为(发脾气)。婴幼儿可同时存在内隐问题和外显问题,其表现形式可能不同于学龄前儿童,但是在行为性质上具有一致性,如违规行为可表现为不听从大人的指示,毁坏玩具等。

二、婴幼儿心理行为问题的诊断

国际上常用的对婴幼儿心理行为问题进行诊断的系统是"精神疾病诊断与统计手册"(简称DSM)、"国际疾病分类10"(简称 ICD-10)、"学龄前儿童研究诊断标准"(Research Diagnostic Criteria-Preschool Age,RDC-PA,2003)、"婴儿和儿童早期心理健康和发育障碍诊断与分类"(简称DC：0～3)。国内已引入并应用前两种诊断系统,并已制定"中国精神障碍分类与诊断标准"

（简称CCMD），但是国内还没有专门针对学龄前儿童的诊断分类系统。在DSM和ICD-10中，只有一小部分诊断标准可直接用于学龄前儿童，如孤独谱系障碍、注意缺乏/多动障碍；一部分诊断标准和儿童有一定关联，如抑郁症和创伤后应激障碍（PTSD），最初仅为青少年和成人制定，根据婴幼儿的发育做出修改后，也可对婴幼儿做出可靠的诊断，国外专家已证明这种修订具有良好的信效度。以上诊断工具中，我国和美国主要采用DSM和ICD-10，多数欧洲国家仅采用ICD-10，RDC-PA仅用于研究领域，在临床领域只作为参考依据。

临床上常用的婴幼儿精神健康障碍诊断和分类标准主要有"0~3岁婴儿和儿童早期心理健康和发育障碍诊断分类"（Diagnostic Classification of Mental Health and Developmental Disorders of Infancy and Early Childhood, 简称 DC: 0~3）。美国的"零到三"机构（ZERO TO THREE）于1994年首次出版了针对0~3岁婴幼儿心理健康的诊断手册，该手册成为临床工作者、咨询人员、心理学工作者、早期干预、教育和学者的重要指导工具。也使得"零到三"机构成为婴幼儿心理健康领域的领头羊。DC: 0~3是对DSM很好的补充，专用于婴幼儿，但并未普及到很多国家，主要在美国应用。随着对婴幼儿心理健康的重视度的提高，有必要引入这样的诊断工具，下面就简单介绍在DC: 0~3基础上升级的DC: 0~5™，及其更新的婴幼儿心理健康问题。

2016年"零到三"机构发行了DC: 0~5™，其中增加了关于幼儿心理健康问题的相关诊断，并解决该领域中尚未解决的问题。该手册还通过识别和描述其他分类系统中未解决的婴幼儿心理健康疾病，以及提供有效的干预方法，增强了专业人员在预防、诊断和治疗儿童早期心理健康问题上的能力。不同学科的人都认为DC: 0~5™是适用于在不同场所对婴儿、幼儿及其家庭进行评估和治疗的重要指南。"零到三"是DC: 0~5™的唯一官方培训机构。DC: 0~5™增加了科学和临床研究中的新发现，包括从出生到5岁儿童中发生的心理健康疾病；在适当的时候将标准扩展到更小年龄段的儿童，在某些情况下甚至包括生命的第一年；增加了几种新疾病，包括儿童早期的特定关系障碍（relationship-specific disorder of early childhood）、儿童早期的愤怒和攻击性障碍（dysregulated anger and aggression disorder of early childhood）和非典型的社交突发神经发育障碍（atypical social-communication emergent neurodevelopmental disorder）。

DC: 0~5将儿童的心理障碍分为八大类：神经发育障碍，感官加工障碍，焦虑障碍，情绪障碍，强迫障碍和强迫相关障碍，睡眠、进食和哭闹障碍、创伤、压力和剥夺障碍，以及关系障碍。

1. 神经发育障碍

孤独症谱系障碍（autism spectrum disorder）、早期非典型的孤独症谱系障碍（early atypical autism spectrum disorder）、注意缺陷与多动障碍（attention deficit hyperactivity disorder）、幼儿过度活动障碍（overactivity disorder of toddlerhood）、广泛性发育延迟（global developmental delay）、语言发育障碍、发育性共济失调（developmental coordination disorder）、其他。

2. 感官加工障碍

感官加工障碍（sensory processing disorders）主要包括感觉过度反应性障碍（sensory over-responsivity disorder）、感觉欠反应性障碍（sensory under-reponsivity disorder）、其他感觉加工失调。

3. 焦虑障碍

焦虑障碍（anxiety disorders）包括分离焦虑障碍、社交焦虑障碍（社交恐惧）、一般性焦虑障碍、选择性缄默（mutism）、抑制性新奇失调（inhibition to novelty disorder）、其他儿童早期的焦虑障碍。

4. 情绪障碍

情绪障碍（mood disorders）包括儿童早期抑郁障碍（depressive disorder of early childhood）、儿童早期的愤怒和攻击性障碍（dysregulated anger and aggression disorder of early childhood）、其他。

5. 强迫障碍和强迫相关障碍

强迫障碍和强迫相关障碍（obsessive disorders and relative disorders）包括强迫症（obsessive compulsive disorder)、tourette 综合征/碎语多动综合征(Tourette's disorder)、运动或发声障碍(motor or vocal disorder)、婴幼儿皮肤搔抓障碍(skin picking disorder of infancy/early childhood)、拔毛癖(trichotillomania)、其他。

6. 睡眠、进食和哭闹障碍

睡眠、进食和哭闹障碍(sleeping, eating and crying disorders)中,睡眠障碍包括入睡困难障碍(sleep onset disorder)、夜醒障碍(night waking disorder)、部分唤醒性睡眠障碍(partical arousal sleep disorder)、婴幼儿噩梦症(nightmare disorder of infancy /early childhood);婴幼儿进食障碍包括过度进食障碍(overeating disorder)、过度节食障碍(undereating disorder)、非典型进食障碍(atypical eating disorder)。哭闹障碍:过度哭闹障碍(excessive crying disorder)、其他。

7. 创伤、压力和剥夺障碍

创伤、压力和剥夺障碍(trauma, stress and deprivation disorders)包括创伤后压力障碍(posttraumatic stress disorder)、适应性障碍(adjustment disorder)、复杂哀伤障碍(complicated grief disorder)、反应性依恋障碍(reactive attachment disorder)、社交参与抑制障碍(disinhibited social engagement disorder)、其他。

8. 关系障碍

关系障碍(relationship disorders)主要指特异性关系障碍(relationship specific disorder of infancy/early childhood)。

第二节 0~3岁婴幼儿心理行为问题的流行情况

世界各地的儿童都有面临患有精神和情感障碍的问题。在全球范围内,有10%~20%的儿童和青少年患有精神疾病。世界卫生组织关于"十个心理健康的事实"中的一条即是"世界范围内约有1/5的儿童青少年患有心理健康障碍"。针对婴幼儿中发生的精神障碍,由于缺乏认识以及评估和诊断困难,经常被忽视,难以确定准确的患病率。但是,现有数据表明婴幼儿心理健康疾病发病率与年龄较大的儿童和青少年相当。

另外,在看数据时需要注意三点:① 注意调查采用的工具和诊断流程。工具一般分为"筛查"类和"诊断"类,前者报告率要高于后者。② 报告的是"心理行为问题",还是"障碍"。前者是筛查的结果,后者多是诊断的结果,严重程度更高。由于发达国家对婴幼儿的心理健康比较重视,甚至有上报系统,更容易获得诊断的数据。我国的流行病学调查多采用筛查的方法,获得心理行为问题的流行情况。③ 调查对象的年龄和人数。地域文化差异、人们对这个问题认识的不同,都可能影响报告的准确率。

一、婴幼儿心理行为问题的流行情况

我国关于婴幼儿心理健康的研究较少,但是也有少量对某个心理行为问题的流行病学筛查。一项研究利用标准化的"中国儿童情绪社会性发展评估量表",对我国14个大中城市的12~36个月婴幼儿的心理行为问题进行了现况调查。结果显示,儿童外显、内隐和失调行为及社会适应能力问题检出率分别为11.2%、9.7%、9.8%和9.3%。对3~6岁儿童调查显示,儿童的心理和行为问题检出率为9.6%~37.2%,多数城市调查结果集中于10%~15%。其中多动问题和品行问题的检出率较高,多动症的检出率达到3.2%~16.6%,品行问题为7.1%~11.8%。

一项国际比较研究,采用了同一个儿童心理行为问题筛查量表——Achenbach儿童行为量表,对23个国家和地区1.5~5岁儿童心理行为问题进行了筛查。结果显示,世界范围内学龄前儿童的心理行为问题普遍存在,但是各国儿童平均得分差异较大(见图4-1)。丹麦、冰岛、西班牙得分远低于总

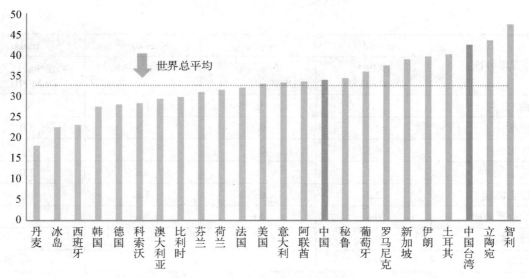

图4-1　23个国家和地区儿童心理行为问题的平均得分

平均,说明这三个国家的儿童行为和心理问题较少,而中国台湾、立陶宛和智利得分位列前三,儿童行为和心理问题最严重。在被调查国家和地区中,儿童得分最高的10个条目分别是"不能忍受等待,现在就要""要求要即刻被满足""需要很多关注""不能持续注意一项活动""不想一个人睡觉""容易嫉妒""感受容易受到伤害""不服从""不能静坐,感到不安,或活动过度"和"常被人戏弄"。

国外一项基于出生队列(Copenhagen Child Cohort/CCC,2000)的研究报告指出,16%~18%的一岁半儿童有心理行为问题,其中比较普遍的是情感行为问题和饮食问题。亲子关系不良(parent-child relationship disturbances)的占8%。社会心理危险因素(OR=3.1)和亲子关系(OR=5.0)是婴幼儿心理行为问题的预测因素。另外,关系障碍(OR=11.6)是最为重要危险因素。特别是从出生到10个月之间的照护质量,可以影响到一岁半时的心理行为问题。

二、儿童心理行为障碍流行概况

我国尚缺乏对儿童心理行为障碍患病情况的大规模调查,特别是关于婴幼儿心理疾病诊断的系统数据缺乏,只有零散的报告。美国在20世纪90年代就开始了首个针对婴幼儿心理行为障碍的大型普查,研究先采用适龄的行为量表筛查,然后让多位经验丰富的精神科医生采用DSM对高危儿童分别进行确诊。在美国0~5岁的婴幼儿中,有9%~14%的儿童有心理健康障碍,多因与在日常生活中经历暴力、恐惧和压力有关。这些负面的童年经历是导致疾病和残疾的主要原因,包括物质滥用、压力、进食障碍、心脏病、癌症和其他慢性疾病。一篇关于2~5岁儿童心理行为障碍的系统综述显示,美国2~5岁儿童心理障碍总患病率为14.0%~26.4%,情绪障碍的患病率占10.5%~14.9%,行为障碍患病率为9.0%~14.9%(见表4-1)。

表4-1　2~5岁儿童精神疾病的流行情况

诊断标准	Angold 等	Lavigne 等	Keenan 等	Earls
	PAPA* DSM-IV/%	临床诊断 DSM-III-R/%	K-SADS* DSM-III-R/%	问卷和临床咨询 DSM-III/%
注意力缺陷多动障碍	3.3	2.0	5.7	2.0
对立性违抗障碍	6.6	16.8	8.0	4.0
品行障碍	3.3	—	4.6	0

（续表）

诊断标准	Angold 等	Lavigne 等	Keenan 等	Earls
	PAPA* DSM-IV/%	临床诊断 DSM-III-R/%	K-SADS* DSM-III-R/%	问卷和临床咨询 DSM-III/%
抑郁症	2.1	0.	1.1	0
分离焦虑	2.4	0.3	2.3	5.0
广泛性焦虑症	6.5	0.5	—	—
社交焦虑	2.1	—	4.6	2.0
特异性恐惧症	2.3	0.7	1.5	0
创伤后应激障碍	0.6	0.6	—	—
选择性缄默	0.6	—	—	—
焦虑障碍	9.4	—	—	—
情绪障碍	10.5	—	14.9	—
行为障碍	9.0	—	14.9	—
精神障碍	16.2	21.4	26.4	14.0
严重情绪障碍	12.1	9.1	—	—

引自：Egger, & Angold, 2006。

注：PAPA（Preschool Age Psychiatric Assessment），K-SADS（The Schedule for Affective Disorders and Schizophrenia），这两个工具为儿童版精神障碍评估工具包。

三、常见问题的流行情况

下面具体介绍几个0～3岁儿童较常见或者受关注度较高的发育障碍和心理行为问题的流行情况。

（一）孤独症谱系障碍

2006年我国将孤独症列为精神残疾，并被纳入相关的保障体系。在世界范围内，孤独症的患病率为1%～2%，近几十年呈逐渐增高的趋势。如美国2000年孤独症的患病率为6.7‰，而2016年增加到2.76%，近几年来趋于平稳。其中，男女比为6∶1～9∶1。美国疾病控制与预防中心2014年的统计显示，每68个新生儿中就有一个患有孤独症谱系障碍。每54个男孩儿中就有一个患有孤独症谱系障碍的儿童。一项对我国流行情况的系统综述显示，大陆地区0～6岁儿童孤独症的患病率2006—2015年为3.5‰，男女比为3∶1～4∶1。近年复旦大学附属儿科医院对学龄前儿童的抽样调查显示，儿童孤独症的患病率为1%，远低于美国的2.76%和韩国的2.64%。男女比为4∶1～5∶1。

近年来，孤独症的发病率呈现不断上升的趋势，其原因还不能确定。可能是由于诊断标准的修改，将孤独症扩大到包括阿斯伯格综合征等在内的孤独症谱系障碍；另一方面可能是因为医学界和公众对孤独症的关注与认识的提高；也有可能环境改变等多种因素作用下导致的发病率的绝对提高。一般在1.5岁左右能够逐渐发现患儿与其他儿童的差别，孤独症的最佳干预时机是在3岁以前，但多数患儿被确诊时年龄较大，就诊时已错过了最佳的干预时期，这也可能影响了婴幼儿孤独症患病率。

（二）语言发育障碍

语言发育障碍在学龄前儿童较常见，一半以上的学龄前期语言障碍将持续至学龄期，并导致学习障碍和并发心理与社会行为异常。据国外报道，2岁儿童语言障碍的患病率为17%，3岁儿童为4%～7.5%，6岁为3%～6%。我国学龄前儿童中，7%～10%的儿童语言发育迟缓；而3%～6%的儿童有语言感受和表达障碍,并影响以后的阅读和书写。也有研究表明学龄儿童表达性语言障碍的发病率约为3%～10%,男孩比女孩多2～3倍。

(三)情绪障碍

焦虑、抑郁和恐惧是婴幼儿常见的情绪障碍,但是由于研究者所采用的调查方法及所选取样本年龄分布的不同,调查结果存在较大的差异。国外学者应用DSM作为诊断工具进行的流行病学研究显示,学龄前期儿童焦虑障碍发病率为9%～10%,并且随着年龄增长和认知发展水平提高,总体焦虑症状水平呈下降趋势。研究显示,随儿童年龄增长,社交恐惧症和广泛焦虑障碍症状增加,而且女孩显著高于男孩。据美国相关研究和疾病预防控制中心的调查报告显示,焦虑障碍是学龄前儿童最容易患的情绪障碍。对3岁儿童的普查显示,焦虑障碍患病率高达19.6%,特异性恐惧症占9.1%,分离焦虑占5.4%,社交焦虑占4.4%,广泛性焦虑占4.4%,广场焦虑占3.5%。

(四)饮食行为问题

在ICD-10和DSM-5中将儿童饮食行为问题定义为喂养失调,即在食物供给充足和抚养人拥有正常喂养能力的条件下,无器质性疾病的幼儿或儿童拒绝进食或严重挑食偏食,严重影响身体健康和社会心理功能。近年来,国内外一系列调查研究显示,婴幼儿饮食行为问题的流行趋势较高。上海市是最先开展证实饮食行为问题在1～6岁儿童中普遍存在调研的,结果显示其流行率为39.7%,且随年龄增加而流行率递增。对我国7个区域的22个城市1～3岁的儿童饮食行为流行病学调查结果显示,34.7%的儿童存在一项或几项饮食行为问题。全国多个地方也进行了相关调查研究,4岁以下城市儿童饮食行为问题检出率在21.4%～67.6%之间。

(五)睡眠障碍

父母报告的婴幼儿睡眠问题的患病率为10%。夜醒是婴幼儿最常见的睡眠问题之一,6个月以上的儿童中有25%～50%在夜间还会苏醒。不同年龄段的睡眠问题可能不同,6～24个月儿童比较多的睡眠问题是夜醒和较短的睡眠时间。24～36个月幼儿遇到的问题是噩梦和不安的睡眠,且与后期的其他发育问题相关。6个月以上的婴幼儿中,10%～15%有就寝抵抗。一项出生队列研究发现,有21%在婴儿期有睡眠问题的儿童,在3岁时也出现了睡眠问题。

第三节 0～3岁婴幼儿常见心理行为问题的影响因素

影响婴幼儿心理行为问题出现的因素众多,可以归类为先天和后天两方面的因素:先天因素包括遗传、母孕期、围生期因素、儿童气质特征和先天性疾病;后天因素主要包括环境因素,如家庭环境、社会环境和儿童自身因素。另外,也可以分为生物因素和社会心理因素:生物因素包括遗传基因、胎儿期危险因素暴露、感染、大脑缺损和外伤及有毒物质的暴露等;社会心理因素包括社会经济文化环境、教育、生活事件、养育方式等。儿童心理行为问题或障碍的成因复杂,有些病因尚不明确,遗传和环境的交互作用可以增加其发生的风险。

一、生物因素

(一)遗传因素

家族史研究和双生子研究已证明,基因在一些儿童心理行为问题的发生和发展中扮演很重要的角色。但是,要准确定位一个基因是非常困难的,因为很多情况是多个基因的共同作用,以及基因与环境交互作用的效应。可疑基因是通过生理、行为和社会的通路作用于个体,进而引发疾病。母亲孕期肥胖或者共患妊娠糖尿病都会增加子代患孤独症的风险,如果两者合并,则可能性会大大增加。我国的研究显示,孕期肥胖母亲的子代患孤独症的风险是对照组的1.5倍。母亲有妊娠糖尿病,子代患孤独症的风险是正常母亲子代的4.7倍。此外,多动症和抑郁症被认为是和遗传因素密切相关的疾病。母亲患有多动症会大大增加男性子代患多动症的风险。20%～50%的儿童青少年抑郁症患者都有抑郁症的家族史。如果儿童的父母患有抑郁症,儿童患有抑郁症的风险是父母为非抑郁症患者儿童的3倍。同时,父母是抑郁症患者也会增加儿童焦虑、品行障碍和物质滥用发生的概率。

(二)胎儿损伤

任何发生于胎儿在母体内的损伤都叫"胎儿损伤"。研究表明,母亲妊娠期高血压、感染、先兆流产等,其子女行为问题的检出率是健康母亲所生子女的2倍。母亲孕期用药、接触化学物质、妊娠期高血压和心脏病可能导致胎儿宫内窘迫、早产、颅内出血、新生儿缺血缺氧等情况,这些会破坏儿童神经系统的正常发育,导致儿童出现心理行为问题或障碍。

母孕期饮酒、抽烟或使用其他药物将直接影响胎儿的发育,增加孩子后期患心理障碍的风险。酒精是众所周知的致畸剂——损害胎儿的脑和中枢神经系统,这种损伤是不可逆转的,影响持续一生,加拿大公共卫生部门曾报道母亲孕期的酒精暴露是导致儿童发育障碍的罪魁祸首。根据母孕期接触酒精和药物的时间、数量和频率,婴儿出生后在不同时期会出现与器质性脑损伤相关的认知、行为和人际关系问题。

国内的调查显示,母亲孕期经常被动吸烟,其子代患孤独症的风险是对照组的2.3倍。母亲孕期被动吸烟与早产和低出生体重相关,孕期被动吸烟的孕妇更容易发生早产和生出低出生体重儿。早产儿在学龄前出现行为问题和情感问题的概率是正常儿童的4～5倍;且出生体重、胎儿生长速度也是影响儿童行为问题的关键因素。孕期和围生期的不良环境事件刺激也会增加儿童出生后患有心理行为障碍的风险,如母亲孕期经历严重的心理压力或创伤,以及产时并发症等。这些因素已被证明会影响胎儿大脑神经发育的一些区域,并影响神经可塑性。母亲孕晚期负性情绪可以增加儿童的内向性行为问题。

(三)环境污染

环境污染会对人体机能造成一定的损伤,如空气污染、噪声和环境中其他有害物质对儿童心理行为健康都会造成一定的损害。其中值得关注的是重金属污染,有毒金属(如汞、铅、镉等)都具有神经毒性、免疫毒性和生殖/发育毒性。美国CDC已经将有毒金属列为威胁儿童健康的头号环境杀手。美国环保署有毒物质及疾病登记处根据毒性程度及当前的接触水平进行综合评价,得出重金属汞、铅、砷和镉对儿童的威胁均排在前7位。铅对儿童最主要的危害是影响脑发育。全世界每年从汽车尾气中排出的铅大约40万吨,这个数字还在不断增长,铅会通过各种食物链进入人体。国内外的研究已经发现,在环境铅污染越严重的地方,儿童智力低下的发病率越高;儿童的血铅水平每上升100 µg/L,其智商(IQ)要下降6～8分。另外,儿童血铅过高还和小儿多动症、注意力不集中、学习困难、攻击性行为以及成年后的犯罪行为有密切关系。美国学者对年幼儿童进行齿铅测定,并且对高铅组和低铅组的儿童进行韦氏智力测量,发现高铅组儿童在智力、注意力、听觉、语言、反应时间和课堂表现等方面均明显不如低铅组儿童。对同一人群的追踪调查显示,高铅组儿童的各种缺陷持续存在。

我国的研究发现,孤独症患儿的母亲孕期环境污染暴露和孕期患病明显高于对照组。母亲在孕期职业／环境危险因素暴露的儿童患孤独症的风险分别是无暴露组的1.7倍和3.3倍。美国相关数据显示，在重工业、交通污染环境中的家庭，儿童患孤独症的概率明显高于清洁环境下的家庭。其中一项研究分析了970名研究对象的医疗记录后发现，那些在距离使用农药的农田、牧场等环境约1.6千米范围内生活的怀孕妇女，所生孩子罹患孤独症或发育迟缓的风险将比常人高出约70%。研究人员还发现，孕妇在第二孕期（14至28周）或第三孕期（28至42周）在农药浓度高的环境中生活，孩子出生后患孤独症的风险最高。

（四）外伤、大脑缺损和化学物失衡

大脑损伤可引起情绪、精神和物质滥用障碍，但是各研究也存在不一致性。因此，综合认为大脑损伤可能是通过与个体的心理健康状态、个性的相互作用对精神障碍产生影响。大脑损伤可改变人的认知功能、记忆、自控能力和个性等。研究发现，脑干功能异常可引起精神分裂症和其他的功能损伤。此外，化学物失衡会引起大脑通路的紊乱，如抑郁和精神分裂。多巴胺水平异常和多种精神障碍有关，多动症患者表现为多巴胺不足，而精神分裂患者表现为多巴胺过多。

二、社会文化因素

研究证明儿童期的负面经历，与社会、家庭等生物和社会因素的交互作用会导致儿童的心理行为问题。这些负面的经历包括性虐待、体罚、情感忽略、家庭暴力、欺负、社会孤立、歧视、贫穷等。例如，长期负面的生活事件和毒性压力的积累会引起儿童的情绪和焦虑障碍、创伤后应激障碍等。心理弹性会帮助儿童抵抗一部分的负面经历，但是又会被暴露在另外一些压力事件中。儿童个体的心理弹性的好坏、易感程度、气质特征、认知能力、社会技能和其他的经历存在着个体差异，也会对负面事件起不同的调节作用。

（一）家庭养育

1. 家庭社会经济地位

家庭是儿童生活和成长的主要场所，为儿童提供所需的物质和情感支持，家庭的经济地位直接影响儿童的心理行为发展。家庭的社会经济地位一般由父母的受教育程度、职业和家庭收入构成。国外的纵向追踪调查显示，家庭的社会经济地位与儿童的心理行为问题存在一定的关联，在美国和荷兰的比较研究证明，社会经济地位较低的家庭，儿童在0～9岁期间持续地表现出更多的退缩、攻击行为、思维问题和注意问题。这与国内的情况相似，家庭收入较高、居住环境良好（宽敞、安静）的儿童往往更自信，具有良好的情绪和社交生活，而家庭经济条件较差的儿童更容易产生自卑、焦虑、退缩等不良情绪。家庭社会经济地位高的儿童患多动症的风险低于来自家庭社会经济地位低的儿童。对上海地区学龄前儿童心理健康的调查显示，父母亲的月收入都超过1万元时，其子女的问题检出率仅为低收入家庭的30%～50%，且高收入家庭的子女和同伴相处得也更好。社会因果关系假设认为社会经济地位较低的家庭需要长期生活在逆境中，成长在这些家庭的儿童容易遭受心理问题，且较少能获得有效的治疗。

父母亲的受教育程度会通过影响父母的养育方式，进而影响儿童的身心发展。受教育程度高的家长往往更重视孩子的教育，懂得如何和孩子沟通相处和培养孩子的良好行为习惯。国内的一些实证研究显示，父母的受教育程度在本科或大专以下的家庭，其子女的心理行为问题检出率是父母受教育程度高的家庭的2～3倍。教育水平低的父母更容易用粗暴的方式养育孩子，不注意培养孩子良好的行为习惯等都会增加孩子发生心理行为问题的概率。

然而，国内外的研究也显示，无论家庭经济、父母教育水平如何，如果对子女的教育方式合理，

父母关系和谐，双方教育态度一致，儿童的心理行为问题都会大大减少。国内一项覆盖22个城市的调查发现，父母采用说服教育、父母关系和谐且教育态度一致的儿童，其问题行为发生率远远低于打骂教育、父母关系不和谐和双方教育态度不一致的儿童。国外的学者也发现，对儿童采用高情感与心理控制的教养方式，会使儿童出现更多的内隐问题和外显问题；而采用行为控制并结合低水平的心理控制，则可减少儿童的行为问题。另外，父母的教养方式可以预测儿童一年后行为问题的变化情况。

2. 不当的养育方式

对于婴幼儿而言，积极的养育方式包括温情、回应性照护和建立安全的依恋等以满足婴幼儿身心发展需求。2016年《柳叶刀》杂志的"儿童早期发展系列"中提出了"养育照护（nurturing care）"的概念，并指出由儿童健康、营养、回应性照护、安全保障和早期学习五个方面构成，即养育应满足儿童健康、心理发展、早期学习和安全的需求。如果养育活动不能满足儿童发展的需求都为不当的养育，如早期的亲情剥夺、缺乏稳定的照料者、非回应性照护，或者不同的照护方式之间的变换，都会对婴幼儿造成压力，不利于心理健康。

负面养育中较为严重的一种是儿童忽略和虐待。研究显示，不管何种方式和程度的体罚都会对孩子的身心健康造成不利影响。在家暴家庭中成长的婴儿表现出明显的节律性弱、情绪消极、注意力分散以及智力和运动发育缓慢等特征。在家暴家庭中成长的儿童，也更容易出现品行问题和破坏行为，并在青少年时期和成年期易出现暴力犯罪、对亲密伴侣和子代施暴等。对儿童生理和情感需求的忽略也同样会对儿童发展造成短期和长期的影响。如有的家长忙于自己的事业，或者因为家长本身个性的不成熟，疏于或缺乏能力管教孩子，当孩子出现问题时，便以严厉的方式惩罚孩子，试图纠正不良行为。这会导致两种不良后果：一是造成孩子过多的负面经历和情感压力；二是孩子无法习得正确的行为方式。这也是留守儿童的心理行为问题较多的原因之一。

3. 父母的心理健康

父母的心理健康也会影响到儿童的心理行为健康，特别是母亲的心理健康状态。母亲产后的情绪对婴幼儿的心理健康有不可忽视的影响。研究显示，在婴儿出生后3个月内，出现产后抑郁的母亲更容易出现易激惹、敌对、对婴儿冷漠、与婴儿交流少、对婴儿的养育行为和态度比较消极，可造成母婴依恋障碍，使儿童更容易出现心理和行为问题。严重时母亲可能会拒绝照管婴儿，令婴儿发生损伤，并妨碍婴儿的正常生长和发育。轻度抑郁的母亲对孩子的影响比较轻微，如母亲的退缩或者不回应会增加孩子的不安和痛苦；严重抑郁的母亲会让孩子回避或不愿和他交流。因为患抑郁症的父母常表现为情感退缩、没有精力监管孩子、易怒、苛刻、缺乏应对压力的能力等。研究表明，母亲患多动症，其儿子患多动症的风险明显增高。

4. 家庭关系

家庭关系也会影响儿童的心理行为发展，家庭和睦、亲子关系和谐能促进孩子的健康成长。家庭成员间的矛盾、冲突、育儿观念不一致，往往使儿童不知所措，缺乏家庭温暖或失去应有的保护，容易形成自卑、抑郁、性格古怪、急躁等反常心理，甚至产生攻击行为。研究显示，亲子关系冲突较多的家庭，儿童心理行为问题的检出率是和睦家庭的2~4倍。此外，夫妻离异对儿童也会产生诸多负面影响，单亲家庭的儿童问题的检出率是普通家庭的2倍。父母关系紧张、父母亲情绪抑郁或暴躁常使儿童处于害怕、警惕、高度紧张的状态，容易造成儿童胆小、退缩、焦虑、抑郁等心理行为异常。

（二）社区和社会因素

婴幼儿所在的社区和托幼机构环境对儿童心理行为问题存在潜在的影响。社区环境包括户外活动空间、文娱设施、卫生医疗服务和教育资源等物质环境，也包括人际关系、社会支持、社区安全、社区文化等人文环境。广义的社区还包括托幼机构的设置、教学质量、机构氛围、师生关系和同伴关系等都会对婴幼儿心理行为问题产生重要影响。具体而言,与婴幼儿心理行为问题的发生和发展密切相关的因素包括居住人群处于较低的社会经济地位,如低教育水平、低家庭收入、低就业率等。因为这些因素会增加社区的不安全性,影响社区氛围。研究证明,在控制了家庭养育环境后,居住在这种环境的婴幼儿心理行为问题显著多于居住在社会经济地位高的社区同龄人。此外,社区居住环境拥挤、可利用的公共空间狭小,特别是缺乏婴幼儿活动和玩娱的设施和场所,也会潜在地影响婴幼儿的发展。美国在19世纪40年代就开始了社区与儿童发展的相关研究,至今社区与健康的关系依然是研究的热点。近期开展的一个研究项目叫"Move To Opportunity/MTO",该项目由政府出资将居住在贫困地区的家庭搬到较好的社区,以探讨社区居住环境与儿童心理行为健康和发展的关系。我国这方面的研究相对较少,有一些关注农村社区对留守儿童影响的研究。因为留守儿童家庭关系的疏远,社区环境对其发展的影响更加明显。如邻里关系直接影响到留守儿童所能获得的关爱和社会支持的多少。

社会大环境对婴幼儿心理行为问题的影响更是潜在的、深远的。一般而言,随着社会经济水平的发展和妇幼保健水平的提高,一些传染性疾病、婴幼儿死亡率显著下降,但是婴幼儿心理行为问题却显著增高,其中的社会环境因素值得深入分析。生活节奏加快、工作和生活压力增大、成年人的心理健康问题增加,不健康饮食行为、体力活动不足、睡眠不足和电子产品的使用等,这些因素都潜在威胁着婴幼儿心理行为健康。此外,随着我国城市化进程加快,涌现出大量的农村留守儿童和城市流动儿童,父母的缺失、经济窘迫、生活环境和教育问题都对儿童的生活状况和心理造成了严峻的挑战。特别是"留守"的婴幼儿,由于早期的亲情剥夺,影响安全性依恋关系的建立,日后出现心理行为问题的风险增高。

三、婴幼儿个体因素

婴幼儿的个体因素,如婴幼儿的气质特点,气质与环境的匹配度,婴幼儿的性别和疾病都会影响其心理健康。当婴幼儿的气质和个性与环境不相匹配时,也会让婴幼儿感到不适,造成一定的心理压力,从而影响其心理行为发展。困难型气质的婴幼儿出现行为问题的概率要高于其他气质类型的婴幼儿。在1周岁前就表现为不安静或非常安静的婴幼儿,进入小学后常难以和同龄人建立友善的关系,易与他人发生矛盾,进而出现自卑、退缩、发脾气、破坏公共设备、打骂同学等心理行为问题;那些性格极为内向、不爱参与体育活动和课外活动的婴幼儿往往很难发展和谐的人际关系,容易被孤立,也会表现出更多的心理行为问题。

多种发育障碍在不同性别的婴幼儿中呈现不同的比例,如孤独症、多动症和智力发育迟滞都是男孩显著多于女孩。另外,身体素质和躯体疾病也会在一定程度上影响婴幼儿的心理健康。如经常感冒的婴幼儿行为问题的发生率是健康婴幼儿的近2倍,在1年内患过各种疾病的婴幼儿行为问题的发生率是健康者的4～5倍。因为容易患病的婴幼儿也会影响家长的教养方式,如减少外出和过度保护等。此外,疾病本身的痛苦带来的心理负担也会使得他们比平时更容易出现行为问题。如果疾病持续的时间长,这种影响更明显。调查显示,那些有慢性躯体疾病的婴幼儿出现心理问题的概率是健康婴幼儿的4倍。

四、环境交互作用

事实上,各种因素并不是独立发挥作用的,而是在多种因素交互作用下对婴幼儿发展产生影响。亲子互动是家庭因素中的养育者与儿童交互作用的体现。日常亲子互动对婴幼儿发展具有非常重要的影响,包括语言、认知能力和社会情感发展等,这种影响不仅表现在当下,还会长期存在。研究表明,母婴互动会导致婴儿日后的自我控制和其他自我调节行为的发展。Morrison 检验了刚进幼儿园时期的亲子互动质量对婴幼儿中学时的社会化发展影响,结果表明高质量亲子互动对青少年早期的社会化发展有积极的促进作用。

Hale C Windecker E 发现在阅读环境下,父母与婴幼儿之间高质量的亲子互动增加了婴幼儿的语言输入,有效促进了婴幼儿语言表达的发展。中国的一项研究选取了69个12～24岁儿童的家庭为研究对象,发现亲子互动中母亲的亲密度越高,越能为孩子创造更为适宜接受语言刺激的环境,从而促使孩子学习语言更快。

良好的亲子互动可以帮助婴幼儿在交往过程中形成对自我和社会的认知,进一步影响婴幼儿社会性的发展。婴幼儿往往通过他人的评价逐渐认识自己,自我概念不断得到发展。而主要照护人作为"重要的他人",对婴幼儿自我概念的发展有重要影响,孩子在亲子互动中感到自己被喜欢、被关爱、被认可,更容易形成对自我的积极评价,较容易与他人建立良好的人际关系。如果亲子互动不顺畅,孩子就会对周围的人与物排斥,影响和谐的人际关系形成。James & Ross(1996)研究结果发现,如果在亲子互动中,父亲对孩子的消极情感的表现给予消极回应,那么孩子在同辈交往中,分享的行为更少,攻击、回避他人的行为更多。

┃第四节┃ 0～3岁婴幼儿常见心理行为问题的应对

一、婴幼儿心理行为问题评估

婴幼儿心理行为问题非常普遍,对青少年期和成年期的身心健康具有重要影响,也造成了非常大的经济和社会负担。早期发现和早期干预是提高疗效与预后的关键,也是阻断和减少疾病蔓延到成年期的重要手段。对于有些发育障碍,0～3岁时期的干预能够大大提高治疗效果,然而即使在发达国家,大多数儿童的心理行为问题在10岁之前都没有被发现,延误了最好的治疗时机。心理行为评估是客观评价婴幼儿心理行为问题的重要手段,也是开展有针对性的干预和治疗的前提。因此,应提高人们对婴幼儿心理健康的意识,特别是婴幼儿看护人,如家长和老师等,在问题的早期发现中发挥重要作用。例如,形成一定的工作规范,照护机构的老师在发现问题婴幼儿时,要主动和家长沟通,并建议家长寻求专业人员的帮助。

(一)婴幼儿心理行为评估的类型

1. 婴幼儿发育监测

婴幼儿发育监测是为了了解婴幼儿的心理行为发展是否在应有的轨道上,包括身体的、心理的、社会的和情感的发展。这要求家长和专业人员之间密切配合,通过一些筛查方法了解婴幼儿发展进程,如定期的体检、医生或护士的家访。对于特殊婴幼儿同样需要开展发育监测,不仅要关注婴幼儿的症状特点,还要了解其身心健康水平。

2. 婴幼儿发育筛查

发育筛查是通过简短的筛查工具,了解婴幼儿发育水平或心理行为问题的过程。发育筛查可以在儿童保健部门、社区或学校开展。筛查的方式有家长通过填写筛查量表,医务人员对家长进行访谈。也可以是医务人员观察孩子的行为表现,和孩子对话、游戏互动,来评估婴幼儿发展水平。

美国儿科协会推荐所有的婴幼儿都应该在9个月、18个月和24个月或36个月时接受医生的发育延迟和心理行为问题评估。对于早产儿、低出生体重或其他原因的儿童,可能需要更多的评估。

根据我国的有关文件规定,0～6岁儿童可以享有十几次免费健康体检,其中也覆盖了部分心理行为发育评估的内容。"0～6岁儿童心理行为发育问题预警征象筛查表"可以用于3个月到6周岁儿童的心理行为问题的快速筛查。婴幼儿在一个环节出现问题,都可能预示着发育延迟或心理行为问题,需要到专业机构进行进一步的评估,做到早发现、早干预。

3. 婴幼儿发育诊断

对筛查出有发育延迟和发育问题的婴幼儿,需要由专业人员进行进一步的评估和诊断。专业人员应该由有资质的儿童发展心理学家、儿童发展相关的儿科医生或儿科精神学家担当。评估程序一般较发展筛查要复杂、耗时长。发展评估的目的在于确认婴幼儿是否有某一方面的发育延迟或心理行为障碍,是否需要做进一步的发育评估,是否需要特殊的干预和治疗。对于确诊的、需要治疗的婴幼儿应该转介到专业机构,由专业人员实施系统的干预治疗,专业人员包括语言治疗师、理疗师等。有时需要对家庭进行培训,在家中实施辅助的干预和治疗。

(二) 婴幼儿心理行为评估的内容

1. 婴幼儿心理行为发育评估

婴幼儿心理行为评估有时也叫婴幼儿神经发育评估、发育智力评估或发育评估是借助一定的评估工具对0～6岁儿童的运动能力(粗大运动、精细运动)、言语能力(表达和理解)和社会生活能力进行评估,判断是否达到和年龄相对应的发育水平,即"发育里程碑"。"发育里程碑"是指大多数孩子在特定的年龄里都能做到的事情。其中里程碑性的事件包括一些技能,如第一次微笑、挥手说"再见"和独立行走第一步等。正式的评估应该由专业人员用专业的评估工具开展,但婴幼儿看护人能否识别婴幼儿发展中的异常表现是评估开始前的重要任务。这要求看护人在日常生活中应该密切观察婴幼儿的心理行为特点,了解一些关于婴幼儿发育方面的知识,能够早期识别婴幼儿发育问题,主动实施监测也非常重要。

2. 婴幼儿心理行为障碍的筛查和诊断

除了进行常规的体检外,如婴幼儿有以下情况应主动寻求专业的评估:① 有严重的疾病症状时,如听力、视力问题;② 心理行为发展滞后于"发育里程碑"时,如步行、说话和动作;③ 用一般的方法无法改变孩子异常的行为表现时;④ 托育机构的教师反映孩子行为异常;⑤ 当他们的行为导致家庭的问题时;⑥ 当父母(和其他人)担心孩子时。

心理行为障碍的筛查和诊断需要借助专业的评估工具。一些量表可以做初步的筛查,如针对孤独症的筛查量表 ABC(autism behavior checklist)、M-CHAT(modified checklist for autism in toddlers)。心理行为障碍的诊断需要具有专业资质的人员开展,可以是医疗机构里的儿科医生(婴幼儿发展方面的医生)、精神科医生、神经病学家和遗传学家,也可以是心理学家,包括儿童心理学家、发展心理学家和神经心理学家。在我国可以开展评估和诊断的科室一般是医院的临床心理科、儿童精神科和儿童保健科等。诊断的程序除了需要借助诊断工具外,还要做访谈、行为观察或者辅助的医学检查。

二、婴幼儿心理行为问题干预和教育指导

发现婴幼儿心理行为的异常表现,应及时寻求专业人员的帮助,必要时进行教育指导、心理行为干预,甚至药物治疗等综合干预措施。这种措施不仅仅是针对婴幼儿本身和疾病本身,同时也针对婴幼儿生存的环境,如对家长的培训和教育指导,甚至是对学校老师和社区人员的教育指导。

儿童行为干预(child behavioral intervention)是婴幼儿心理行为问题常用的干预方法之一,它是指应用婴幼儿发展心理学原理,通过心理学的技术方法对婴幼儿的行为施加影响、进行塑造的过

程。婴幼儿行为干预的目的有两点：一是矫正婴幼儿行为问题/障碍，如常见的学习障碍（如阅读、书写障碍）、注意力缺陷多动障碍、语言障碍、孤独症谱系障碍、异常行为（如攻击行为、反规则行为）等，都会在行为上有所体现；二是促进婴幼儿行为发展，主要是促进婴幼儿环境适应性行为的发展，如人际交往、学习能力、环境适应能力等。

常见的较有效的方法有认知行为治疗、感觉统合训练、应用行为分析法，以及家庭治疗等。针对不同的心理行为问题的干预方法也不同，研究已经证明了一些干预方法针对某些问题是有效的，比如针对饮食障碍，比较有效的方法包括认知行为治疗、家庭治疗、家庭系统治疗；针对孤独症谱系障碍比较有效的方法是密集行为治疗，如应用行为分析法；针对焦虑、回避行为有效的疗法包括认知行为治疗、认知行为治疗＋药物、养育者认知行为治疗。此外，亲子互动治疗也被证明可以改善多种婴幼儿心理行为问题，改善亲子关系等。对于0～3岁婴幼儿而言，家庭因素特别是父母，在婴幼儿心理行为问题干预和治疗中扮演着重要角色。下面就行为干预和家庭干预分别介绍一种方法。

（一）应用行为分析法

应用行为分析法（applied behavior analysis，ABA）是一种常被用来对有发育障碍的婴幼儿，进行早期行为干预与训练的操作性方法体系。"行为分析"是研究行为、行为的变化及影响因素的一门科学；"应用行为分析"是将行为分析所得的结果进行应用，以达到理解行为和环境之间功能性关系的科学。ABA作为一种干预模式，是于20世纪60年代由美国加州大学洛杉矶分校的心理学教授伊瓦·洛瓦斯（Ivar Lovaas）提出的针对自闭症最突出的行为障碍问题，基于传统的行为主义学习理论和操作条件作用而发展演变出的一套较为完整的行为训练技术和操作系统。

ABA的基本训练原则包括目标的分解、强化和辅助；ABA的具体训练方法是回合式操作教学法、塑造法和连环法。分解目标就是强调把每个能力分成最小、最简单的单元进行教学，它是运用连环法和塑造法的前提。连环法是将简单的单元行为连成链条形成更复杂的行为，而每个单元行为的建立都要用塑造法来完成，在塑造的过程中要通过指令、强化、辅助所构成的一个个回合加以具体操作运用。因此，连环法的运用是以塑造法为基础的，而塑造法的完成是以一个个回合具体体现的。

1. 回合式操作教学法

回合式操作教学法（discrete trial teaching，DTT），也叫分解式尝试教学法。该法包括指令、个体反应、结果（强化或辅助）、停顿4个基本的元素。指令发出后，孩子出现正确反应马上强化，然后停顿，预示着一个回合的结束。如果在指令后出现错误反应，停顿，进入下一个回合：重新发指令→辅助→强化→停顿。如果孩子在指令发出后1～3秒钟没有反应就认为是无反应，立刻重复指令，如仍失败，第三次发指令后立刻辅助。

2. 塑造法

塑造法是改变行为的一种方法，是ABA中重要的方法之一。在行为塑造过程中，首先将一个新的目标任务（即教学的知识、技能、行为、习惯等）分解，然后采用适当的DTT，按照任务分解确定的顺序逐步训练每一小步骤，直到婴幼儿掌握所有步骤，最终可以独立完成任务，并且在其他场合下能够应用其所学会的知识、技能。因此，运用塑造法的前提是掌握好目标的分解和强化。例如，教会自闭症儿童穿外套，不只是教会孩子穿上衣服这个技能，还要让孩子知道什么时候需要穿衣物，什么时候需要脱衣物。

3. 连环法

连环法就是将简单的行为组合在一起而形成一系列更复杂的行为。这个序列就是链条。生活中没有单一的事情去做，而是综合的一系列的行为。连环法必须遵循以下三个步骤：一是定义目标行为；二是将目标行为分解成小的回合；三是减少指令、辅助和强化，直到在开始或结束的链条中只有一个指令。连环法一般分为前进连环法和后退连环法。前进连环法即从链条的第一步开始，以链条的最后一步结束。后退连环法从链条的最后一步开始，以链条的第一步结束。例如：教孩子购物、自己洗澡或者自己去卫生间，都可以把确定的目标行为分解成一个个步骤或行为，逐一解决。

（二）亲子互动治疗

1. 亲子互动治疗简介

亲子互动治疗（parent-child interaction therapy，PCIT）是 Sheila Eyberg 等（1982）在对 C. A. Hanf（1969）的母子互动两阶段计划借鉴和修改后得出的一种针对2~7岁儿童的亲子互动干预方法。时至今日，亲子互动治疗不断地创新，已适用于更广泛的情境和群体。可用于一系列儿童障碍的治疗，同时可以教会父母传统的游戏治疗技能以及问题解决技能。

PCIT的理论基础有依恋理论、社会学习理论和一般效能的观点等。根据依恋理论，父母在养育婴儿和学步儿时的敏感性和反应迅速程度会促使婴幼儿发展出相应的认知-情感工作模式，这个工作模式则提示父母面对婴幼儿的需要，及时做出反应，给予更多温暖。帮助婴幼儿形成安全的工作模式，更有效控制情绪，并与他人形成更安全的关系。社会学习理论认为，婴幼儿的行为问题是在不经意间形成，或者是由于亲子互动功能失调造成的。在关系中双方的行为风格相互影响，家长起引导作用，家长不正确的互动方式会传递给孩子，从而建立低效或不良的互动风格。此外，一般效能观点认为，亲子互动治疗需要针对目前的每一个问题，通过改善养育人的互动方式，或适应孩子的互动方式，并通过成人的引导改善孩子的整体状态。

PCIT是由治疗师在观察亲子互动的过程中，给予家长必要的指导，以达到预期的效果。比如，让父母使用适合的玩具与婴幼儿互动，并训练父母使用适合婴幼儿年龄段的言语去与婴幼儿交流。PCIT的特点在于：① 由专业人员提供具体、及时的反馈，现场指导父母的养育技能，纠正父母的错误养育方式；② 由父母与婴幼儿共同参与治疗，强调改变亲子互动，而不是单一的父母或婴幼儿的个体行为；③ 训练内容与个体情况相匹配，训练具有针对性，特别是家庭的独特问题能够得到专业人员的指导。

治疗由两个环节构成。一是以孩子为主导的干预（child-directed interaction，CDI），主要集中于加强亲子间的依恋关系，树立婴幼儿自尊，增加婴幼儿的亲社会行为。这个环节家长避免提问、要求和批评。二是以父母为主导的干预（parental-directed interation，PDI），主要强调纪律约束。要求父母对孩子提出要求，并根据孩子的反应做出相应的恰当回应。完整的PCIT包括：① 对婴幼儿及家庭功能进行治疗前的评估；② 反馈、教授和训练父母在 CDI 中的技能；③ 教授和训练父母在 PDI 中的技能；④ 教授一般性技巧；⑤ 对婴幼儿及家庭功能界限治疗后的评估。

PCIT的优点为：① 针对个体的情况因材施教、因势利导；② 操作性强、见效快，是以实证为基础的可借鉴的治疗方法；③ 有一套合理的评估系统，能及时客观地对治疗效果进行追踪和评估，可有科学性。

缺点为：① 治疗只关注行为这一外在表现而忽视行为潜在的动因；② 治疗过程中对父母的行为及时反馈，对父母的言语和行为进行塑造，要求父母有较高的领悟能力和学习迁移能力，对于领悟能力较弱、学习迁移能力不强的父母，治疗效果可能受到影响。

2. 亲子互动治疗的评估

亲子互动治疗的评估是对婴幼儿和养育人的行为进行评价，以了解治疗前后亲子互动的特点和表现，用于指定治疗的策略。评估方法包括以下三种。

（1）自我报告、他人报告：来自个案、个案的父母或其他与个案有重要互动的个人（如老师）。

包括半结构式访谈、父母和教师的评定量表、特定的父母功能的测量和治疗满意度的测量等。

（2）行为监控：在行为或事件发生的时候把它记录下来。不依赖于回忆，这就避免了回忆偏倚。例如，父母可以在家庭监控记录纸上记下一日内婴幼儿发脾气的频率和持续时间或计时隔离的次数。

（3）结构式的直接观察：可发生在治疗室内或自然环境中；也可以通过拍摄视频进行间接观察，采用"亲子互动评价量表"对观察的行为进行量化记录和评价。一般在治疗一开始以及每一次训练之前，决定训练的焦点、确定何时进入另一训练阶段。

3. 国外亲子互动评估工具

目前我国对于婴幼儿亲子互动的研究较少，缺乏客观的评估工具，而国外相关研究已开展数十年之久。以下介绍三种国外较为成熟的量表及其优缺点。

（1）亲子互动量表（parent-child interaction feeding and teaching scales，PCI Scales）。

亲子互动量表的开发者Barnard基于依恋理论和发展心理学等理论，提出评价亲子互动的理论框架，于1994年被NCAST（nursing child assessment satellite training）更新。该量表被全美及世界其他国家普遍运用，不仅用于社会工作、儿童保健、物理治疗和职业治疗等实践领域，也用于大学和研究机构中开展心理学、精神病学和儿科学等相关研究。NCAST是通过观察互动双方行为等方面，判断互动双方在各条目上的表现和得分。亲子互动可在家中或观察室等地进行，以视频记录养育者喂养婴儿或教婴幼儿完成某项活动的过程，由经过专业培训并得到认证的评分者对互动情况进行打分。

（2）亲子互动双重评价编码系统（the dyadic parent-child interaction coding system，DPICS）。

第一版是由Eyberg等人在1983年编制的，目前已更新至第四版，可以评价父母的语言行为（称赞、回应、行为描述、负面语句、直接和间接命令、问题及中性语句）和婴幼儿反应行为（服从、不服从、及无机会服从）。评估者对语言、声音和身体行为分别进行编码。优点是对互动中的语言评估较详细；缺点是对行为的抓取不足，且评估烦琐和耗费长。

（3）亲子互动评估量表（caregiver-child interaction rating scale，IRS）。

日本学者安梅敕江教授开发了亲子互动、儿童同伴之间的互动和成年人之间的互动评估系列量表（interaction rating scale，IRS）。IRS经典量表——亲子互动评估量表（caregiver-child interaction rating scale，IRS），用于评估0～8岁儿童的社会能力和养育者的养育能力。儿童互动评估量表（IRSC）用于评估儿童的社交能力；高级互动评估量表（IRSA）用于观察15岁以上青少年之间互动行为，评估其社交能力。亲子互动评估量包括5个养育人维度和5个儿童社会性发展维度，共70个条目，具有良好的信效度。

本书编者引入了该量表，开发了亲子互动评估量表中文版，保留了原量表的10个维度，即5个养育人维度和5个儿童社会性发展维度，共65个题目。并且，对全国500对0～6岁儿童亲子组进行了视频观察和评估，建立了全国0～6岁儿童亲子组常模，验证了中文版具有良好的信效度。样本中包括了发育正常的0～6岁儿童，以及孤独症谱系障碍、多动症和语言发育延迟的患儿。研究发现，患有心理行为问题和障碍的儿童在儿童社会性维度和家长养育维度均差于正常儿童，显示该量表不仅可以用于评价正常儿童社会性发展和家长的养育行为，也适用于筛查儿童的心理行为问题，做到早期发现和早干预。

第五章

0～3岁婴幼儿意外伤害与安全管理

伤害已经成为世界范围内儿童死亡和残疾的首要原因。对于婴幼儿而言，主要是意外伤害（或称为非故意伤害，unintentional injury）。国际上的伤害预防理论认为"伤害"都是可以预防的，没有"意外"之说，本书仍保留国内常用的"意外伤害"说法，也区别于"故意伤害"。21世纪以来，由于我国婴幼儿意外伤害流行病学调查以及干预工作的开展，使得婴幼儿伤害的死亡率有明显下降。虽然0～4岁儿童意外伤害死亡率也呈下降趋势，但意外伤害死亡率下降幅度小于其他疾病死亡率的下降幅度，而且道路交通伤害的死亡率反而有上升趋势。按年龄分层可以发现，0岁组儿童伤害死亡率远高于其他年龄组的儿童，提示了儿童安全管理的重点领域。

本章学习目标

1. 了解婴幼儿伤害的类型、流行情况和影响因素；
2. 熟悉婴幼儿伤害预防的策略、安全教育的内容和方法等；
3. 熟悉不同类型意外伤害常用的急救方法。

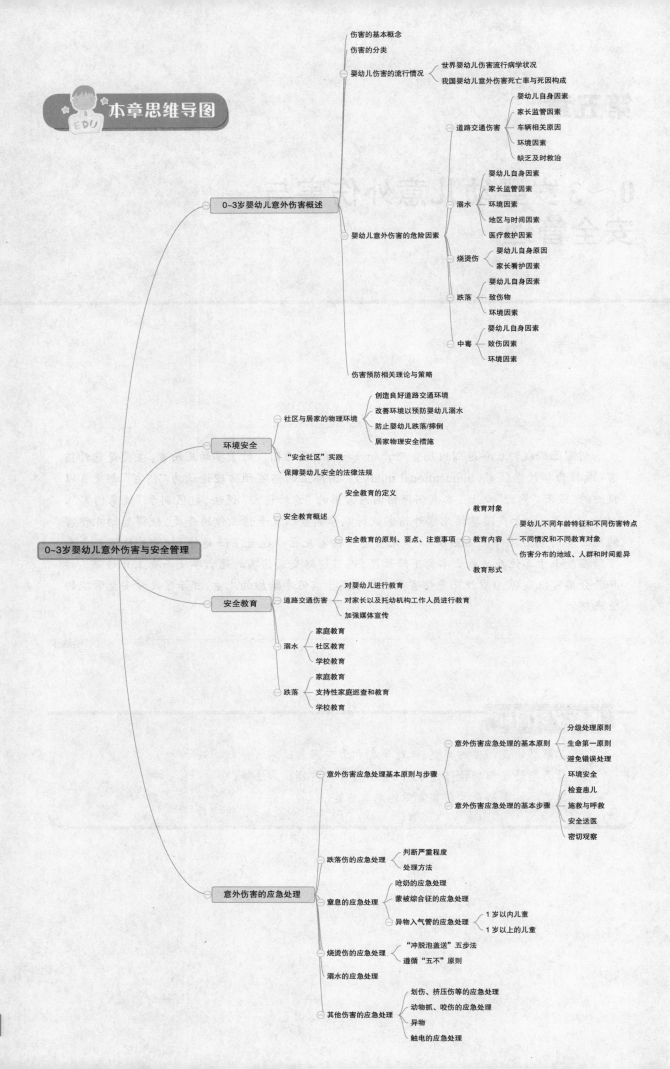

本章思维导图

0~3岁婴幼儿意外伤害与安全管理

0~3岁婴幼儿意外伤害概述

- 伤害的基本概念
- 伤害的分类
- 婴幼儿伤害的流行情况
  - 世界婴幼儿伤害流行病学状况
  - 我国婴幼儿意外伤害死亡率与死因构成
- 婴幼儿意外伤害的危险因素
  - 道路交通伤害
    - 婴幼儿自身因素
    - 家长监管因素
    - 车辆相关原因
    - 环境因素
    - 缺乏及时救治
  - 溺水
    - 婴幼儿自身因素
    - 家长监管因素
    - 环境因素
    - 地区与时间因素
    - 医疗救护因素
  - 烧烫伤
    - 婴幼儿自身原因
    - 家长看护因素
  - 跌落
    - 婴幼儿自身因素
    - 致伤物
    - 环境因素
  - 中毒
    - 婴幼儿自身因素
    - 致伤因素
    - 环境因素
- 伤害预防相关理论与策略

环境安全

- 社区与居家的物理环境
  - 创造良好道路交通环境
  - 改善环境以预防婴幼儿溺水
  - 防止婴幼儿跌落/摔倒
  - 居家物理安全措施
- "安全社区"实践
- 保障婴幼儿安全的法律法规

安全教育

- 安全教育概述
  - 安全教育的定义
  - 安全教育的原则、要点、注意事项
    - 教育对象
    - 教育内容
      - 婴幼儿不同年龄特征和不同伤害特点
      - 不同情况和不同教育对象
      - 伤害分布的地域、人群和时间差异
    - 教育形式
- 道路交通伤害
  - 对婴幼儿进行教育
  - 对家长以及托幼机构工作人员进行教育
  - 加强媒体宣传
- 溺水
  - 家庭教育
  - 社区教育
  - 学校教育
- 跌落
  - 家庭教育
  - 支持性家庭巡查和教育
  - 学校教育

意外伤害的应急处理

- 意外伤害应急处理基本原则与步骤
  - 意外伤害应急处理的基本原则
    - 分级处理原则
    - 生命第一原则
    - 避免错误处理
  - 意外伤害应急处理的基本步骤
    - 环境安全
    - 检查患儿
    - 施救与呼救
    - 安全送医
    - 密切观察
- 跌落伤的应急处理
  - 判断严重程度
  - 处理方法
- 窒息的应急处理
  - 呛奶的应急处理
  - 蒙被综合征的应急处理
  - 异物入气管的应急处理
    - 1岁以内儿童
    - 1岁以上的儿童
- 烧烫伤的应急处理
  - "冲脱泡盖送"五步法
  - 遵循"五不"原则
- 溺水的应急处理
- 其他伤害的应急处理
  - 划伤、挤压伤等的应急处理
  - 动物抓、咬伤的应急处理
  - 异物
  - 触电的应急处理

|第一节| 0～3岁婴幼儿意外伤害概述

有95%以上的儿童伤害死亡发生在中、低收入的国家。虽然高收入国家的儿童伤害死亡率远低于中低收入国家，但是伤害依然是高收入国家儿童主要的死亡原因，约占儿童死亡的40%。排列在前几位的伤害死亡原因有道路交通伤害、溺水、烧烫伤、跌落和中毒。

一、伤害的基本概念

《世界预防儿童伤害报告》从能量转移角度，将伤害定义为"当人体突然遭受超过其生理耐受阈值的力量总和所导致身体损伤——或由于缺乏一种或多种重要的生命元素，例如缺氧而导致的后果"。参照上述定义，我国在《中国儿童伤害报告》中采取的伤害定义是"由于机械能、热能、电能、化学能以及电离辐射等物质以超过机体总耐受程度的量或速率急性作用于机体所致的急性损伤，也包括在某种情况下（如溺水和冻伤），由于氧气或热能等生命基本物质缺乏所导致的急性损伤"。

1986年，美国国家统计中心提出的伤害的操作性定义为：伤害必须是到医疗机构诊治或活动受限一天。1997年美国国立卫生统计中心开展的全国性健康调查所拟定的定义是：必须导致伤者寻求医疗帮助。1999年Junkins等提出学生的伤害统计对象是至少导致缺课半天或曾接受医务人员的治疗。

在我国，2010年中华预防医学会伤害预防与控制分会通过了关于伤害界定标准的决议。根据这决议，"经医疗单位诊断为某一类损伤或因损伤请假（休工、休学、休息）一日以上"为伤害的标准。目前通常采纳这一操作性定义。

二、伤害的分类

根据意图，儿童伤害可分为"故意伤害"和"意外伤害"，围绕意外伤害，参照国际疾病分类，进一步具体分为道路交通伤害、溺水、烧烫伤、跌落、中毒以及其他意外伤害。

（1）道路交通伤害：因发生道路交通事故所造成的致命性或是非致命性的伤害。其中，道路交通事故是指发生在公共道路上，至少牵涉一辆行进车辆的碰撞或事件，可能导致伤害，也可能不会导致伤害。

（2）溺水：液体进入气道，导致儿童呼吸困难，其结果包括死亡、不同程度的伤残及无伤残，溺水是一个因液体进入而导致呼吸损伤的过程。

（3）烧烫伤：热辐射导致的对皮肤或其他机体组织的损伤。当皮肤或其他组织的部分或全部细胞被热的液体（烫伤）、热的固体（接触烧伤）或火焰（火焰伤）损害时就发生了烧烫伤。因辐射、放射、电流、摩擦或接触化学物质而导致的发生于皮肤或其他机体组织的损伤也属于烧烫伤。

（4）跌落：导致儿童跌到地面、地板或其他较低平面上的伤害事件。

（5）中毒：因暴露于一种外源性物质造成细胞损伤或死亡而导致的伤害。毒物可被吸入、摄取、注射或吸收。

（6）其他意外伤害：窒息、闷死、梗死、动物咬伤、低温、高温和自然灾害等伤害。

三、婴幼儿伤害的流行情况

（一）世界婴幼儿伤害流行病学状况

伤害是全球0～19岁儿童死亡的重要原因，其主要死亡原因有道路交通伤害和溺水，同时也是亚洲儿童死亡的主要原因。2008年世界卫生组织预测，在2030年之前，与伤害相关的疾病负担，尤其是交通伤害将会不断上升。

据WHO和UNICEF于2008年发布的《儿童伤害预防全球报告》（World Report on Child Injury Prevention），每年超过83万名全球0～19岁的儿童因意外伤害而死亡，其中95%以上的儿童伤害死亡发生在中低收入的国家。根据《世界卫生组织全球疾病负担》显示，高收入国家的儿童伤害死亡率远低于中低收入国家。虽然儿童总体的死亡率较低，但在高收入国家，伤害依然是儿童主要的死亡原因，约占儿童死亡的40%。总体而言，1岁之后意外伤害造成的死亡明显增加，排列在前几位的伤害死亡原因有道路交通伤害、溺水、烧烫伤、跌落和中毒。

（二）我国婴幼儿意外伤害死亡率与死因构成

21世纪以来，由于我国儿童意外伤害流行病学调查以及干预工作的开展，使得儿童伤害的死亡率有明显下降。根据《中国死因监测数据集》资料可知，1991年全国0～4岁儿童意外伤害死亡率为860.3/10万，2000年之后，虽然儿童死亡率下降，0～4岁儿童意外伤害死亡率也呈下降趋势，但意外伤害死亡率下降幅度小于其他疾病死亡率的下降幅度，通过比较可以发现道路交通伤害的死亡率反而有上升趋势。

从年龄看，不同年龄段儿童伤害类型也有区别。2015年，我国1～4岁年龄组儿童伤害主要原因有溺水、道路交通伤害、跌落、中毒和烧烫伤。无论哪个年龄段，导致死亡最多的意外伤害类型都是溺水和道路交通伤害。0岁组儿童总死亡人数中伤害并不是该年龄段的主要死亡原因，仅占7.04%，远低于围生期疾病、先天异常和呼吸系统疾病等造成的死亡，但是0岁组儿童伤害死亡率远高于其他年龄组的儿童（表5-1、表5-2）。

表5-1 2015年全国疾病监测系统城乡别、年龄别三大类疾病死亡率和构成比

	死亡率（1/10万）		死因构成比（%）	
	0岁	1～4岁	0岁	1～4岁
城乡合计				
合计	399.96	43.68	100.00	100.00
传染病、母婴疾病和营养缺乏性疾病	241.84	6.72	60.47	15.40
慢性病	121.14	15.54	30.29	35.57
伤害	**28.17**	**20.26**	**7.04**	**46.38**
其他疾病	8.81	1.16	2.20	2.65
城市				
合计	440.54	38.43	100.00	100.00
传染病、母婴疾病和营养缺乏性疾病	255.58	4.73	58.02	12.32
慢性病	151.55	16.40	34.40	42.67
伤害	**25.75**	**16.53**	**5.85**	**43.02**
其他疾病	7.65	0.77	1.74	1.99

（续表）

	死亡率（1/10万）		死因构成比（%）	
	0岁	1～4岁	0岁	1～4岁
农村				
合计	386.98	45.46	100.00	100.00
传染病、母婴疾病和营养缺乏性疾病	237.45	7.40	61.36	16.28
慢性病	111.41	15.24	28.79	33.53
伤害	**28.95**	**21.55**	**7.48**	**47.35**
其他疾病	9.18	1.29	2.37	2.84

表5-2　2015年全国疾病监测系统年龄别人群主要伤害死因顺位、死亡率（1/10万）

死因顺位	0岁			1～4岁		
	疾病	死亡率	构成比	疾病	死亡率	构成比
1	其他意外伤害	19.51	69.24	溺水	8.40	41.45
2	道路交通伤害	3.82	13.54	道路交通伤害	5.71	28.19
3	意外跌落	1.71	6.08	其他意外伤害	2.43	12.01
4	溺水	1.60	5.70	意外跌落	2.05	10.13
5	意外中毒	0.68	2.41	意外中毒	0.90	4.46
6	他杀及后遗症	0.39	1.39	火灾	0.26	1.29
7	火灾	0.21	0.76	他杀及后遗症	0.20	1.00
8	其他故意伤害*	0.04	0.13	自杀及后遗症	0.00	0.00

四、婴幼儿意外伤害的危险因素

婴幼儿伤害的发生并非完全偶然，发生的原因复杂，既有婴幼儿自身因素也有外部环境因素。不同的伤害类型，致伤因素往往也不同，婴幼儿意外伤害的发生常常是多种因素共同作用的结果。以下按照各类意外伤害分别阐述危害因素。

（一）道路交通伤害

1. 婴幼儿自身因素

婴幼儿头部、四肢都处于生长发育的阶段，伤害对其造成的影响更多。与成年人相比婴幼儿一般身材矮小，在道路上更不容易看到车辆或"被车辆看到"。适当的冒险行为属于儿童正常的生长特征，但儿童的感知能力和认知能力也未完全发育成熟，对周围的听觉和视觉信息的综合处理能力有限，往往不能意识到或不能很好判别危险的存在。诸多证据表明，尽管儿童的视觉能力已经在婴儿时期就已经发育成熟，但儿童直到10～12岁时才能将视觉信号整合成有意义的信息。

同时，相关研究表明性别也会影响道路交通伤害的发生，男童往往比女童更容易受到道路交通伤害，男女比例从3：1至5：1不等。此外，低龄儿童可能因为好奇而在无意间尝试冒险行为，较大的儿童则可能会主动探索和寻求冒险。

2. 家长监管因素

家长的安全意识、知识和技能也是导致婴幼儿伤害发生的重要因素。家长的安全知识缺乏、安全意识和风险意识不足；家长对儿童长时间"疏于管理"或看管过程中的"短暂疏忽"，出行时没有给孩子配备或使用相应的安全护具（如儿童安全座椅、安全带等）；家长的急救技能及策略掌握不足，可能导致危害加重。这些都是可能造成儿童伤害的家长监管因素。

3. 车辆相关原因

许多车辆自身存在设计缺陷，也是儿童道路交通伤害的重要危险因素。将儿童安全考虑进去的科学标准的设计，一定程度上能避免儿童发生道路交通伤害、降低伤害发生的严重性。例如，配置儿童安全座椅、设计柔软的汽车吸能前端等。

4. 环境因素

当今世界机动化和城市化迅猛发展，更快的机动性成为追求的目标，而安全的机动性，尤其是儿童的安全，却很少被考虑。一些特定的环境因素增加了儿童使用道路系统的危险，比如缺乏活动场地，儿童容易在道路上或者车辆停放地玩耍。

5. 缺乏及时救治

缺乏及时救治会使伤害导致的后果更加严重，如缺乏有效的急救措施和专业的急救人员；急救服务有效性、可及性和质量不高；缺乏完善的治疗分类系统。

（二）溺水

1. 婴幼儿自身因素

从全世界范围来看，全球儿童死亡率最高的是小于5岁的年龄组，因溺水而导致死亡的儿童在1～4岁达到顶峰。可能是因为该年龄段儿童自身生长发育不成熟，协调能力和规避危险的能力不强。此外，从不同性别来看，根据全球数据男童溺水死亡率高于女性，其原因是与女童相比，男童更爱探索和运动，活动范围更广，更有可能在危险区域游泳、玩水。

2. 家长监管因素

家长监管不足是婴幼儿溺水的最常见原因，婴幼儿溺水的发生与家长看护的连续性有关。低龄儿童溺水多发生在家中或家附近的水塘，发生原因大多是家长没有注意儿童动向甚至离开儿童身边。同时，有些家长缺乏"婴幼儿在家中也会发生溺水"这一意识，忽视了婴幼儿在家中的看护和安全居家环境的营造导致意外发生。

3. 环境因素

暴露于"危险的"水体也被认为是婴幼儿溺亡最重要的危险因素，绝大多数婴幼儿溺水发生在家中或家的附近没有做好安全防护措施的场所，如家中的浴缸、室外没有保护措施的游泳池。《世界预防儿童伤害报告》指出，中低收入国家绝大多数溺死事件发生在日常的活动中，例如玩耍、游泳等；高收入国家绝大多数儿童溺亡事件发生在公共水体中，年龄较小的儿童常发生在泳池，年龄较大的儿童多发生在湖泊或河流。

4. 地区与时间因素

因社会经济发展水平和自然条件不同，溺水的发生存在明显的地区分布差异，农村儿童溺水死亡率远比城市高。从我国情况来看，西部地区儿童溺水死亡率明显高于东部和中部，常发生地区为水网密集的南方地区。尽管溺水一年四季都有可能发生，但存在明显的季节性差异，普遍为6～9月夏季多发。

5. 医疗救护因素

没能对溺水婴幼儿采取及时、正确的急救措施（心肺复苏等），增加了死亡风险。

（三）烧烫伤

1. 婴幼儿自身原因

婴幼儿手掌皮肤比较薄，容易因为接触热水管或加热器而导致烫伤。婴幼儿动作的发育程度往往比不上智力和认知发育程度,烧烫伤往往因为他们好奇的心理和笨拙的动作共同导致的。

在WHO的三个地区中,烧烫伤是唯一一种女童发生率高于男童的伤害类型,对非致死性烧伤的发生模式还不清楚,但根据地区推断,尤其是在东南亚和东地中海地区,由于当地用明火做饭、取暖的习惯,穿宽松服饰的女性发生烧烫伤的可能性要大于男性。

2. 家长看护因素

根据调查显示,大部分婴幼儿烧烫伤发生在家中,且多数情况下是有监护人在场的。由此可见,家长监护不到位、不注意让儿童远离热源也是婴幼儿发生烧烫伤的危险因素。

(四)跌落

1. 婴幼儿自身因素

婴幼儿,特别是幼儿有活泼好动、充满好奇和探索心的天性,对危险与安全的概念模糊,更容易做出危险动作和危险行为。随着年龄增长,婴幼儿的活动范围变广、独立性增强,常试图做出超越自身能力的更为严重的冒险行为,因此易发生跌落。且男童冒险心理普遍高于女童,跌落的发生率和死亡率均高于女童。

2. 致伤物

跌落通常是婴幼儿在出生后头一年最常见的非致死性伤害。相关研究表明,婴儿摇摇椅引起的非致死性产品相关伤害最严重。欧盟有关的伤害数据库认为导致居家和休闲活动伤害的主要消费品认定为儿童自行车、溜冰鞋和秋千。尽管缺少相应的数据,但特别是在发展中国家,产品的安全问题依然存在。

3. 环境因素

物理因素主要包括:缺乏安全标准的游乐场,如缺乏符合婴幼儿安全标准的保护栏、保护材料不够厚;缺乏检查、维修和安全措施的建筑物;存在风险的居家环境,如在窗边堆积大柜子等,跌落伤害的风险会很高。

社会经济环境因素上,特别是低龄儿童家长应该一直监管其行为与活动,将伤害发生可能性减至最小。贫穷、失业等不良的家庭经济状况可能会影响家长的监管质量。贫穷家庭的婴幼儿可能无人监管,或者由年龄稍大的儿童来照顾,看护者心智不够成熟或因其他事情分心的情况是最危险的。

(五)中毒

1. 婴幼儿自身因素

中毒的发生与儿童的年龄有很强的关联性,在一定程度上年龄决定了婴幼儿的行为和生理。年龄较小的儿童比年龄较大的儿童更接近地面,并且喜欢将手和小物体放进自己的嘴里,增加了他们接触到较低水平面的毒物的危险。相关研究已经证实,儿童在2岁左右,可活动范围变广,有更多的途径可以接触到毒物,中毒率也显著地增加。随着儿童的生长发育,发生中毒的危险也增大。

2. 致伤因素

居家环境当中,药物毒物往往有存放不当的现象发生,并且都在儿童伸手可及的范围内。一些化学物,被装在没有贴标签或是贴错误标签的容器中,放置在较低水平面或没有儿童安全锁的收纳盒中,婴幼儿容易误食导致中毒。

3. 环境因素

中毒危险因素的暴露和中毒的结局都受社会环境的影响。许多国家由于相关的法律法规、行业标准的缺失,导致生产制造、贴标、销售、储存和处理等管理毒性物质的多个环节存在问题。

　　我国农村和经济状况欠发达的西部地区是婴幼儿非故意中毒的高发地区,相关数据显示农村因中毒死亡的婴幼儿人数总体上高于城市地区。主要原因有:农村开展防中毒的宣传工作较少,而以农药为主的有毒物较常见,更容易被婴幼儿获得和接触;监护人文化水平较低,对毒物管理和教育婴幼儿辨识毒物的意识较弱;留守儿童较多,缺乏监管和教育;医疗水平较低,难以及时正确救治中毒儿童。

五、伤害预防相关理论与策略

　　通过对伤害危险因素的分析,可以发现伤害是可以预防或控制的。伤害预防,是为了伤害的严重性、预测伤害的发生以及对危险因素的积极控制。与许多慢性疾病不同的是,伤害的因子通常是可知且可以被测量的,能量由环境到宿主的转换机制也可被描述。除了某些中毒和烧伤,伤害经常在暴露之后突然发生,很少有较长的潜伏期。因此,伤害控制的主要步骤是明确促使伤害发生的能量形式和人类的暴露机制,在伤害的自然史中详细定位干预措施,并对干预措施的效果进行评价。伤害预防的主要理论和策略有"4E"伤害预防综合策略、三级预防与四步骤公共卫生方法和Haddon模型等,本节主要介绍"4E"伤害预防综合策略。

　　"4E"伤害预防综合策略是目前国际公认的伤害预防综合策略,在很多国家的实际运用中都证明了该策略的实用性和良好效果,减少与控制伤害和因伤害死亡的发生。

　　"4E"策略主要包括以下四个方面:

　　(1)教育预防策略(education strategy):在一般人群中或针对引起或受到伤害的高危个体开展的改变其态度、认知、行为的活动。

　　(2)环境改善策略(environmental modification strategy):通过减少环境中存在的危险因素防止个体发生伤害。

　　(3)工程策略(engineering strategy):制造更安全的、伤害可能性更少的产品。

　　(4)强化执法策略(enforcement strategy):法律部门和公安机关采取措施,确保在人员中实施一定的行为、规则,实施创造安全环境的法律、法规,保证生产销售安全产品。

　　也有学者在"4E"基础上提出"5E"策略,增添了评估策略(evaluation strategy):涉及判断哪些干预措施、项目和政策对预防伤害最有效。

| 第二节 | 环境安全

　　稳定、安全的成长环境在保护婴幼儿健康与发展中发挥着重要作用。通过减少环境危险因素,采取安全保护措施,可以降低婴幼儿意外伤害发生的可能性。但是,各种环境因素都不是独立存在的,而是相互交叉、相互影响的。从场所来看,环境安全也可以分为家庭和社会环境安全。家庭环境的安全指保护婴幼儿免遭家中任何形式的伤害。社会环境的安全指保护婴幼儿免遭精神、网络、机构及周边环境的安全等给婴幼儿带来的伤害。从性质来看,社会环境既包括物理环境又包括法律政策在内的软环境。以下综合场所与性质,分别介绍社区与居家物理环境、"安全社区"实践、婴幼儿安全的相关法律法规。

一、社区与居家的物理环境

　　婴幼儿需要安全的活动和玩耍场地,城市规划、道路布局、幼儿教育机构以及社区配套设施建設时应充分考虑婴幼儿安全性问题。中国疾病预防控制中心关于婴幼儿伤害的流行状况分析与伤害预防技术指南，为如何提升环境安全提供了重要指导。

（一）创造良好道路交通环境

在路网规划和道路设计时，应把为婴幼儿创造安全的步行和骑车环境放在首位，将这方面需求考虑进来，进行安全性评估，不应在机动车运动的空间路线都安排完毕后，再做事后补救。需要把婴幼儿到达托幼机构、公园可能途经的路线，以及这些路线合理、安全地融入本地区交通网络。可以采取以下措施：设置限速墩、小环形交叉口、人行安全岛等限速措施，改变道路结构；采取路面处理、改善道路照明等视觉变化措施；在托幼附近机构设置单向道路等交通再分配措施；对高危碰撞现场应及时采取补救措施。

婴幼儿安全道路设计。提供接送婴幼儿的特殊校车；家长步行接送上下学的婴幼儿，可以穿上醒目、带有反光条的背心沿着安全路线行走。此外，许多国家引入了"学校安全地带"，包括在学校附近设置"禁止汽车驶入区域"、采取降速措施、成人监护过马路等。

提高婴幼儿的醒目性。婴儿车、婴幼儿穿上背部反光服或贴上反光条，这样能够增加步行者和骑自行车者的可见性；使用白颜色头盔以及日间探照灯对增加摩托车驾驶者的醒目性有作用。

（二）改善环境以预防婴幼儿溺水

安装围栏。在池塘、小溪、沟渠等自然水体周围安装护栏、围栏，已被证明是预防儿童溺水有效的干预措施之一。栏杆的选材可以因地制宜，采用不同材料制作，如木板、竹条、砖块、石等，围栏的高度、间距应合理，并定期组织人员检查，若发现破损，应及时修补。

院门或房门安装栅栏。家中有婴幼儿的农村家庭，如果房屋在距离池塘、小溪等自然水体25米内，在自家门院前应安装门栅栏或安装儿童安全锁，以阻挡年龄较小儿童自行外出。

设立醒目警示牌。在开阔水域的周围放置明显警示牌，进行危险提示，避免儿童接近这些危险水体。

还应采取技术措施改善环境，具体措施有以下几项：加强水井管理，安装水井专用抽水泵，并且在不使用时应加防护罩，并注意合理施工，避免儿童攀爬；注意桥梁的施工和维护，工程部门在江河、湖泊上修建安全桥梁和已建桥梁应注意养护和维修，确保行人的安全；修建地下排水管道时，应建立合理的地下排水系统，减轻排水管道的负担，减少人们进入开阔水域的机会；加强基础设施、转运井、废水井的管理，施工现场水库、石灰池及加固检查监测；成立预防性卫生监督监测部门，推进水利设施、社区水池等建设。防止儿童在公共娱乐区域的戏水设施内溺水的概要。

（三）防止婴幼儿跌落/摔倒

使用安全的玻璃或在玻璃上涂抹胶片；为了防止打滑，在体育器械下漆上沥青，使运动的地面平整。购物中心或商场为保护顾客安全，应由保安及专业维护人员巡逻检查，保持公共场合的儿童玩娱设施设备安全和功能良好，并且设立现场管理委员会；在运动时佩戴安全防护穿戴（如头盔、眼部护具、膝盖护具、手腕护具等）。

（四）居家物理安全措施

婴幼儿主要的生活环境在家里，因此居家物理环境的安全至关重要。表5-3提供了居家物理环境安全的自查表。

表5-3 居家环境安全自查表

地　点	安　全　建　议
客　厅	保持地板干燥,或在地面铺设地毯或地垫
	整理好家中电线,并放置在孩子不易碰到的地方
	桌椅、玩具、杂物等妥善安置,不随意放在地面
	在楼梯的顶端及底部安装和使用状况良好的楼梯门
	药品、酒精等物品及时收纳
	不要让婴幼儿单独待在高处,如床上、沙发或可变的桌子上
	瓷器或玻璃器皿放在带锁的壁橱里,或孩子拿不到的高处
	包裹家具锐利的边角,以防婴幼儿碰伤
	取暖器等加热电器远离易燃物品(如窗帘、纸)
	插座或者接线板上安装防触电插座保护盖
门　窗	窗户有防护措施(如安全防护栏/防护网/安全锁)
	婴儿床、大床、沙发等放置在远离窗口和阳台的地方
	房门上安装门挡,防止孩子被夹手
卫生间、厨房	可以安装家庭烟雾和燃气警报器
	剃须刀、剪刀等尖利物品、玻璃器具妥善放置
	家用清洁剂、喷雾杀虫剂等不要装在饮料瓶内
	点火用具(打火机、火柴等)放在孩子不易取到的地方
	在浴缸或淋浴间内装上扶手和铺上防滑垫,避免孩子滑倒
	及时将桶或浴缸里的水倒掉、注意及时关闭马桶盖
卧　室	婴儿床上不放置杂物(如床上用品、玩具等)
	确定婴儿用品的带子已经取下或固定住
	婴儿床可以靠墙壁安放并装好护栏

来源:郑继翠主编《儿童意外伤害预防与急救全攻略》,中国中福会出版社,2019.

二、"安全社区"实践

20世纪80年代末瑞典斯德哥尔摩市举行了第一届世界事故和伤害预防会议,正式提出安全社区的概念。"安全社区"是指具有针对所有人、所有环境和条件的积极的安全和伤害预防项目,并作为国家网络,包括政府、卫生服务、志愿组织、企业和个人共同参与的地方社区,其目的是整合社区资源,实施不同形式的预防伤害和促进安全活动,尽量减少不同伤害的发生。

WHO安全社区的标准包括:多部门参与协作、合理分工问责、共同促进工作的组织机构;制定长期的、有持续性的、涉及不同环境并且覆盖不同年龄、性别人群的预防伤害计划;实施基于特殊环境、针对高危人群、关注弱势群体,高预防伤害项目;有分析系统能够记录伤害发生频率及其发生原因;对伤害预防项目和活动实施及效果有科学的测量及评价方法;能够积极参与国际、国内安全社区工作网络的相关工作与交流活动。

相关实际应用表明,安全社区规划可有效降低伤害的发生,伤害发生率能够降低30%～60%。因此,创建安全社区、积极开展安全社区活动是预防与控制伤害的有效途径,对从根本上减少伤害发生发挥重要作用。

三、保障婴幼儿安全的法律法规

2008年的《世界预防儿童伤害报告》列出了几项对婴幼儿意外伤害的有效干预措施,例如车辆上的婴幼儿约束装置,自行车头盔,围栏和漂浮装置,并鼓励中低收入国家采用这样的干预。但是,这些干预措施尚未在我国广泛实施,其主要原因是我国的法律或法规未强制要求执行这些操作,或者未明确将执行这些操作的责任分配给一个或多个特定的政府部门。

法律有明确要求和禁令可以推动公众行为的改变和环境的改善,从而减少危险因素、降低伤害风险。有相关资料表明,立法策略可以有效减少道路交通伤害、溺水、烧烫伤、跌落/摔倒、中毒或窒息这些婴幼儿伤害。在美国纽约市,法律明确要求房东在所有租用的房屋中都安装窗户防护装置,导致因无意从窗户上掉下来的儿童住院人数下降了96%。

但是许多已知的减少婴幼儿伤害的干预措施并未得到立法的广泛涵盖。在经济合作与发展组织的29个成员国中调查涉及10项针对儿童伤害的干预措施的立法时,发现29个国家中没有一个立法涵盖所有10项干预措施。只有7个国家(澳大利亚、加拿大、冰岛、新西兰、挪威、瑞典和美国)制定了涵盖至少7个干预措施的立法。世界卫生组织最近报告,只有28个国家有适当的法律,以通过降低交通速度和酒后驾驶以及增加使用头盔、安全带和儿童约束装置来减少道路交通伤害。

世界卫生组织和欧洲儿童安全联盟推荐了27种儿童安全干预措施。在我国法律中,有7项国家法律、9项国务院条例和46项部门规章涉及儿童安全问题,并且与至少一种干预措施有关。在我国,可以去除危险因素、保障干预措施实施的法律法规较少,预防婴幼儿意外伤害的代表性不足,并且相关的实施责任往往定义不清。

针对道路交通伤害造成的儿童死亡的干预措施涵盖了4项法律,国务院的7项法规和12项部门法规。立法文件也对跌倒的干预措施做了比较详尽的规定,但没有法律涵盖针对溺水造成的意外儿童死亡的干预措施。在27项干预措施中,有其中7项被国家法律覆盖,但有10项没有被任何一部法律或规章覆盖,其中1项干预同时由2项法律覆盖,另有7项受国务院法规覆盖。

政府可以通过修改现行法律法规(或制定新的法律法规)以覆盖更多已被证明有效的干预措施,来大幅降低数百万名儿童意外伤害的风险。我国于2003年制定了《中华人民共和国道路交通安全法》,并于2004年5月1日起正式施行,强化执法是预防道路交通伤害的重要措施,它的成功在于其现实的威慑力。只要有可能,此类干预措施应纳入国家法律而非法规中。在任何相关的立法中都需要清楚地确定负责执行干预措施的政府部门,有力而明确的法律要比法规更有威慑力。

第三节 安全教育

对于婴幼儿意外伤害,预防伤害的发生是根本。安全教育属于"4E"伤害预防综合策略中的教育预防策略,是伤害预防的重要手段之一。作为家长(监护人)和托幼机构工作人员,要重视婴幼儿的安全,特别是要细心观察婴幼儿的活动,一旦发现有意外伤害危险因素,应采取及时、科学、有效的措施。根据伤害预防相关理论,安全教育在预防婴幼儿伤害过程中发挥重要作用。

一、安全教育概述

(一)安全教育的定义

关于意外伤害预防的教育策略,从直接的教育对象而言,较多的是针对婴幼儿自身教育。例如，有学者认为安全教育是以受教育者为本的教育，是在尊重和维护受教育者生命的基础上，提高受教育者防范伤害发生、提高处理事故能力，以及学会自我保护而开展的一种教育。还有学者将安全教育定义为按照婴幼儿所在不同年龄阶段，在保护生命安全的基础上开展的一系列目的明确、计划科学、组织有序的使其增强安全意识、获取安全知识、掌握安全技能的教育活动。

鉴于婴幼儿阶段的特殊性，本节的安全教育是指对婴幼儿相关的群体（包括婴幼儿自身、家长、托幼机构等）开展的以增强其对伤害预防知识和技能掌握程度为目标，以减少伤害事件发生，保护婴幼儿安全为目的的健康教育。

（二）安全教育的原则、要点、注意事项

安全教育应该遵循系统性和针对性的原则。全面分析婴幼儿在成长过程中存在的造成伤害的危险因素，对婴幼儿进行系统的安全教育。一方面充分把握伤害相关风险，另一方面将系统性贯彻到安全教育实施的全流程，包括教育谁、怎么教育、教育的内容有哪些、具体的教育方式是什么等内容。在系统分析的基础上，安全教育应具有针对性。结合婴幼儿的特点，根据不同伤害类型，针对不同的教育对象、教育场所和不同年龄采取针对性的教育方式、选择不同的教育内容。有的伤害的安全教育主要分不同教育对象开展，有的伤害则需要从不同场所进行教育，需因时因地因人教育。

安全教育的要点主要包括教育对象、教育内容和教育形式。

1. 教育对象

婴幼儿具有天生活泼好动、自我保护和识别危险能力不足等特征，容易发生意外伤害。以伤害发生作为结果来看，致伤行为是直接原因，婴幼儿自身安全意识缺失、家长监管不当、安全知识普及度不高等是近端原因，城市化速度过快、机动车数量增多是远端原因。因此，安全教育的对象主要是婴幼儿本人（1岁以上儿童）、家长（监护人）、学校及其他涉及婴幼儿活动场所的负责人。要特别重视对婴幼儿监护人和照护人的教育。

2. 教育内容

安全教育的针对性很重要，主要应注意以下三方面内容。

（1）注意婴幼儿不同年龄特征和不同伤害特点。应提出几条预防伤害的核心信息，结合不同年龄段婴幼儿生长发育特点，针对不同伤害类型选择预防重点。例如，1～3岁儿童主要致死意外伤害类型为溺水，安全教育内容更多涉及预防溺水及溺水急救知识；而0岁组儿童最主要致死意外伤害则是窒息。随着机动化、城市化发展，道路交通伤害呈现上升趋势，就需要特别注意。跌落，这是最常见的伤害类型，高空坠落会导致严重的伤害，也是教育的重点内容。

（2）注意不同情况和不同教育对象。从伤害发生的"前、中、后"三个阶段来看，教育内容应该包括引发伤害的危险因素、保护婴幼儿的安全措施、伤害发生时及时的施救和发生后正确的急救措施等。

对不同的教育对象，教育内容也应有所偏重。研究显示，有一定比例的婴幼儿伤害是由于婴幼儿或家长的不当操纵导致的损伤加重甚至危及生命。对婴幼儿的安全教育侧重识别危险行为、提高自我保护能力；对家长（监护人）而言，加强婴幼儿看管是避免伤害的首要和重要措施，是一切预防措施的前提，因此安全教育目的是提高家长安全意识、主动去除家中危险因素，并懂得在室外如何保护婴幼儿安全。

（3）注意伤害分布的地域、人群和时间差异。伤害具有明显的地域、人群和时间差异，在开展安全教育时也应将这种差异考虑进来。发展中国家的伤害死亡率高于发达国家，不同区域国家主要婴幼儿伤害类型存在差异，因此教育重点也不同。发达国家伤害主要类型为道路交通伤害，东南亚发展中国家水网密集，教育内容更多包含预防溺水相关知识。我国伤害地域差异也很明显，这与我国国土辽阔和地区经济发展不均衡有关，不同地区预防伤害类型存在一定偏差。例如，上海市与

西藏自治区相比,上海市教育重点为更多为预防道路交通伤害,而西藏自治区则偏重防止婴幼儿跌倒/坠落。虽然城市与农村多发的儿童伤害主要都是道路交通伤害、溺水和跌倒/坠落,但城乡间也存在一定差异,城市应多注意预防婴幼儿跌倒/坠落的教育,农村更应注意毒物的辨别和防止溺水的知识普及。对于同一类型的伤害,具体的危险物在不同地区也有差异,例如,同样是高空坠落,在城市主要是楼房,而农村可能主要是平房屋顶以及树干等。

不同年龄段婴幼儿伤害的主要类型也不同,相比于女童,各年龄组男童伤害死亡率更高;除0岁组外,伤害是多个年龄段儿童的首位死因。1岁以上儿童,溺水、道路交通伤害、跌落/摔倒、中毒和烧烫伤是前五位死因。在开展安全教育时应注意儿童的性别和年龄差别,有针对性地教育。许多伤害存在明显的季节性差异,如6～9月天气逐渐炎热、恰逢雨季,溺水多发,该季节应多注意有关溺水的安全教育。

3. 教育形式

在确定教育内容后,如何将安全知识传递给教育对象,教育的形式和手段很重要,教育可以采取多种形式进行。除了传统的讲座、课堂授课、墙报、参观等形式外,还可以针对特殊儿童群体(如留守儿童、自闭症儿童)及其监护人进行一对一教育。可以通过网络等线上教育形式进行,充分利用大众媒体传播速度快、覆盖面广的优势,积极进行儿童伤害预防宣传。

此外,应注意所有的安全教育都应根据婴幼儿的不同年龄阶段和认知发育水平,采取适宜的教育方式。单独采取安全教育措施对预防婴幼儿伤害发生的效果非常有限,应当与其他措施(如工程措施、强制措施等)结合使用,必要时需要采用法律强制手段。

由于不同类型伤害教育的侧重点不同,本节主要针对道路交通伤害、溺水、跌落伤这三类婴幼儿常见的意外伤害,从不同角度阐述如何进行安全教育。

二、道路交通伤害

有关婴幼儿道路交通伤害预防的公共卫生措施很多,但教育仍然是最重要的措施之一。安全教育是采取其他例如法律法规制定、安全座椅推广等策略的基础。道路交通伤害的安全教育主要从不同对象进行教育。

(一)对婴幼儿进行教育

随着婴幼儿的生长发育,逐步培养其形成正确的行为习惯和潜意识认知更为有效。相比于理论知识灌输,通过自身实践和实际案例模拟,更容易被低龄儿童理解,使其潜移默化地掌握正确的方法和技能。例如,在安全的道路上开展情景模拟,进行基本道路交通知识学习,手把手教授自行车行车的方法和技巧,在步行教育中增加如何提高专注力、增强可视性的教学内容。

随着婴幼儿的成长,逐渐会产生叛逆思想,这时候很难通过原有的教育方法传授知识,有时甚至会适得其反。可以让其更多参与、互动,掌握更多主动选择的权力,以新颖的方式进行安全教育,例如同伴教育等,教会他们如何成为安全的行人和行车者。通常使用包括面对面交谈、教育图册、播放教育短片和电影、桌面模拟演示、交叉路口模拟等多种教育方法,有针对性地进行教育。所选定的安全教育地点可以是家中、学校、模拟教学点,甚至是真实的交通事故现场。

(二)对家长以及托幼机构工作人员进行教育

对家长来说,他们首先应该在安全方面为婴幼儿树立榜样,例如不乱过马路,面对伤害保持冷静,并且有意识地带孩子们上路,了解红绿灯、路口、汽车转弯、停车等道路交通指示,并且可以经常给孩子们讲一些引发事故的例子,和孩子们讨论,分析原因和教训。独生子女的父母缺乏照顾子女的经验,因此开设班级教学,教他们正确照顾子女的方法,提醒他们不要把孩子单独锁在家里,并且应该将家中的药品、毒物妥善安放。

对于托幼机构工作人员,需要教授他们如何识别危险因素;如何教育婴幼儿进行预防伤害;一旦发生伤害,又该如何进行急救处理,关于急救处理部分,请参阅本章第四节。

(三)加强媒体宣传

通过大众媒体加强宣传,可以有更高的安全教育覆盖面。例如,可以结合当地的主要伤害,在报纸、网页、电视等大众媒体上以公益广告、新闻等形式宣传预防跌落的知识和技能。

三、溺水

构建以家庭配合、学校教育、社会支持组成的婴幼儿安全教育"铁三角",是减少婴幼儿伤害发生、保护婴幼儿安全与健康的有效途径。对于婴幼儿,由于其通常的生活环境是在家里,因此家庭配合尤其重要。发生溺水的场所不同、情况复杂,因此关于溺水的安全教育主要从不同场所开展。

(一)家庭教育

首先应让家长明白加强监护是预防溺水事故发生极其重要的措施,特别是在家中发生的溺水,很大一部分原因是家长的监管和看护不到位,一时疏忽大意酿成惨剧,因此对家长进行溺水事故风险教育时应让家长明确自身责任,认识到婴幼儿溺水的危险性,家长通过参与社区关于溺水严重性的讲座和干预专题培训,学习相关知识,反省日常行为,改变监管和看护行为。婴幼儿家长更需注意不要将婴幼儿一个人留在水源附近或有储水容器的洗手间内。

社区儿保部门应定期对婴幼儿家庭进行家访,指导家长发现家中溺水隐患、监督其去除可能导致溺水发生的危险因素、避免家长在日常生活中做出危险行为。

(二)社区教育

社区主要针对婴幼儿家长(监护人)和社区儿保人员、社区志愿者开展安全教育工作。教育的主要内容是如何更好看护婴幼儿、了解溺水的危险因素、婴幼儿溺水后采取怎样的急救措施等。

(1)在水池、沟渠等开放性水域分布较多、位于居民区附近的区域,通过多渠道组织教育普及活动,推广重视避免婴幼儿溺水的观念,向居民讲解溺水危害婴幼儿健康的程度、开放性水域与急救措施健全水域相比存在的安全隐患多少、可以采取怎样的预防措施,提高居民溺水相关知识的认知度和防范溺水的意识。

(2)组织社区医生、学校、医院、教师、定期在社区举办讲座,对社区居民进行安全教育,举办家长和婴幼儿可以共同参加的培训。

(三)学校教育

对于上托幼机构的婴幼儿,学校教育也是重要环节。学校安全教育,可以实行责任制,建立托幼机构防溺水教育工作小组,通过签订责任书,将安全责任分配落实到不同小组;托幼机构应对在园儿童、教师、家长进行教育,将预防溺水工作融入日常教学中,提高伤害干预措施的可持续性。通过培训、专题讲座和场景模拟等方式,使机构负责人和老师了解掌握溺水相关政策、法律法规,获得婴幼儿溺水相关知识,掌握溺水急救技能,学习并领会干预的主要方法,让相关人员识到婴幼儿溺水的严重性和安全教育的必要性,在机构开展切实有效的婴幼儿溺水干预工作。

对有一定行为能力的幼儿开展安全教育,提高其自我保护和自救意识。积极组织和鼓励幼儿参与预防溺水活动中,使适龄幼儿能够辨别危险因素、避免到存在安全隐患的水域游泳、认识到溺水的危害性等。健康教育相关课程当中重视伤害预防相关内容的教学,让幼儿不要去江河、鱼塘、水库等开放性水;不在开放性水域周围追逐打闹等。

四、跌落

跌落,包括从高处的跌落、同一平面的跌倒,是婴幼儿最常见的伤害,对于婴幼儿,几乎随时随地都可能发生。因此,关于跌落的安全教育主要从不同场所开展。

(一)家庭教育

注重家庭教育,增强家长对婴幼儿的监管是预防跌落的最重要的措施。家长在孩子的管理和预防伤害方面发挥着主要作用。家长的教育可以通过各种途径开展,对婴幼儿而言主要是社区儿保人员和社区医生在儿童体检或儿童生病就医时提醒家长防止婴幼儿在家中和室外发生跌倒/摔落的注意事项,并且希望家长能够加强对婴幼儿的监管;同时也为家长提供一些讲解和咨询服务,内容根据孩子的不同年龄段和不同发育阶段而有所侧重。

(二)支持性家庭巡查和教育

对高危家庭(有特殊儿童、家中儿童较多、低收入等情况的家庭)实施支持性家庭巡查和教育。具体方法是利用社区儿保人员进行家访或为婴幼儿注射预防针的机会,进行家庭巡查并提供一些咨询服务。

(三)学校教育

学校应在健康教育课程中开展生动活泼的安全教育活动。通过课堂讨论和宣传片播放等形式,对婴幼儿在学校经常发生的楼梯踩踏事故、体育活动中伤害事件、外出游玩时伤害事故的防范和紧急处理等内容进行讲解和指导。提醒婴幼儿注意识别公共场所里的危险警示标志,远离被警示的危险环境,在运动过程中避免发生运动损伤,学习正确的伤后处理方式、急救技能,以及在危险状况下如何避免伤害发生等。教育婴幼儿在发生危险时首先应该自我保护,在可能情况下相互救助,并且及时报告给老师或家长求助。

第四节 意外伤害的应急处理

婴幼儿是发生意外伤害的高危人群,对已经发生伤害的婴幼儿及时进行正确处理能最大限度地挽救婴幼儿生命、降低损伤程度。婴幼儿在受到外力作用后,会发生不同程度、不同性质的损伤。对不同意外伤害应采取不同的应急处理措施,切忌盲目施救,错误的处理方法可能会加重伤害、威胁婴幼儿健康。婴幼儿常见外伤主要有跌落伤、窒息、烧烫伤、划伤、割伤、挤压伤等,针对各类伤害,需要采取不同的应急处理措施。

本节首先总述应急处理的基本原则与步骤,其次围绕重点常见伤害列出针对性的应急处理措施,然后围绕几种重要的处理方法进行阐述。本节所述应急处理是指前往医疗机构就诊前的现场处理,主要由婴幼儿的直接照看者操作,儿童保健医护人员在常规的保健中,需要按此对婴幼儿照看者进行指导。部分受伤婴幼儿在应急处理后,尚需要前往医疗机构进行进一步的诊断与治疗,本节对院内诊断与治疗不做阐述,具体可参见儿科学相关书籍。

一、意外伤害应急处理基本原则与步骤

（一）意外伤害应急处理的基本原则

1. 分级处理原则

"分级处理"是指根据受伤儿童损伤的严重程度与处理急迫程度进行判断，从而决定采取不同等级的处理方式。分级处理大致可以分为三类：（1）迅速处理，抢救生命。意外伤害发生后的前四分钟是采取急救措施的黄金时间。（2）尽快处理，避免伤残。跌落、烧烫伤等伤害如果不及时处理或处理不当，可能会造成伤害加重甚至终身残疾和死亡。（3）简易处理，必要时就医。可见，看护者需要能够准确判断伤害严重程度与处理急迫程度，从而采取必要措施，既要避免延误处理，盲目的慌乱紧张也不可取。

2. 生命第一原则

当婴幼儿失去知觉，脉搏、心跳不规律或停止，应立刻采取急救维持婴幼儿心脏正常功能。在施救过程中除了注意婴幼儿的生命也应注意施救者生命。施救时特别要注意环境安全，尤其是在道路上和开放性水域。

3. 避免错误处理

骨折引起二次损伤最为常见，在婴幼儿发生骨折时切勿盲目移动和包扎，以免加重伤害。同时，应注意不要随意在伤口上涂抹药物，如在划伤伤口上直接涂抹药粉等。

（二）意外伤害应急处理的基本步骤

1. 环境安全

在施救和急救时切记注意救援环境是否安全。施救者在确保自身安全的情况下对受伤婴幼儿施救，在安全的场地开展急救措施。

2. 检查患儿

检查受伤婴幼儿的神志、呼吸、脉搏是否有异样，呼喊拍打婴幼儿观察其反应，必要时及时进行现场急救和监护。

3. 施救与呼救

当受伤婴幼儿情况紧急时，让其他人员拨打120急救电话，施救者继续施救，当专业救护人员到现场时应将受伤婴幼儿病情和施救情况告知救护人员。

4. 安全送医

部分受伤婴幼儿需要前往医疗机构就诊，在就医途中，如果不是急救车转送医院的，必须注意途中安全，避免二次损伤。在现场等待以及前往医疗机构的途中，还需要再次检查受伤婴幼儿，以判断是否遗漏其他损伤。

5. 密切观察

对于未送医的受伤婴幼儿，观察其意识和身体情况，必要时及时就医。

二、跌落伤的应急处理

（一）判断严重程度

跌落伤是婴幼儿最常发生的伤害，严重程度差异很大，同一平面的跌倒相对较轻，但是如果头部发生碰撞，跌倒时碰到尖锐物品还会同时伴有锐器伤或异物；高处坠落则常常较为严重。

由于婴幼儿头部重量相对较重，发生跌倒时，头部容易着地，当头部受碰撞婴幼儿出现如下

情况的时候,往往提示受伤很可能严重:昏迷、持续性或反复性头痛头晕、嗜睡、恶心呕吐、言语或口齿不清、精神异常、视线模糊、头部受到较重碰撞却不哭不闹等等,从高处坠落发生意识丧失时应直接拨打120急救电话。颈部有较多血管神经,如果受到撞击,同样常常较为严重。其他部位受到碰撞的婴幼儿,如果出现持续性剧烈疼痛、长时间哭闹不止、精神萎靡等情况,也提示受伤严重。

(二)处理方法

(1)对于没有上述严重情况的婴幼儿,只是发生擦伤、淤青、少量出血的,可以清洁伤口、压迫止血;肿胀且无开放性伤口的,可以冷敷。

(2)发生头颈部碰撞时,如果受伤婴幼儿还保持清醒时,不要让受伤婴幼儿坐着,最好让婴幼儿背部伸直并平躺,但注意不要移动受伤婴幼儿的头颈部。头颈部发生碰撞的婴幼儿,要注意陪伴、密切观察,及时发现病情变化。受伤的当晚,需要每隔两小时叫起孩子,看看其是否有意识。如果仅仅只有几秒失去意识,也需要马上送去医院。几天之后如果孩子有这些症状(如嗜睡、呕吐、手脚无力、说话含糊不清、头痛、痉挛、口鼻流血或是透明液体、瞳孔大小不一致、眼球转动不一致),也需要立刻送去医院。

(3)骨折伤害。婴幼儿发生跌落时有时会发生骨折,骨折的表现有四肢疼痛、功能障碍、局部肿胀或者淤青。如果只是手指、脚趾等小型骨折,可带孩子前往医院就诊。若骨折严重,应立刻拨打"120"急救电话,不可轻易还原骨头的位置,等救护车来到现场由医护人员进行专业处理。安抚幼儿的情绪,用毛毯等物品暖和婴幼儿的身体。注意此时不能随意让孩子进食或饮水。如果是颈部或是背部骨折,可以把毛巾卷起来垫在颈部下方,注意不能乱动孩子。如从房屋阳台等高空坠落的婴幼儿,很可能发生多部位严重骨折,不可自行移动。

(4)当救护车不能及时到达或要自行将婴幼儿送至医院时,可以进行一些基本操作:首先安抚受伤婴幼儿情绪,尽量让婴幼儿平躺并且不要随意移动婴幼儿,更不要随意对受伤部位进行揉搓和拉伸。可以将受伤婴幼儿上肢屈肘90度于胸前,或用悬挂带对受伤胳膊进行悬挂。如果流血,可压迫止血。应该注意,尽量不要使用止血带,当使用不当时可能会导致肢体坏死甚至截肢。如果没有呼吸心跳,要进行心肺复苏。

三、窒息的应急处理

窒息是 婴儿意外死亡的首要原因。根据不同窒息原因采取不同急救方法可以最大程度避免惨剧发生。对于婴幼儿,常见原因是呛奶、蒙被综合征、气管异物、绳索缠绕等。溺水导致的窒息,下文将单列介绍。

1. 呛奶的应急处理

在婴幼儿中发生呛奶现象非常普遍,但是严重时候会导致窒息。应急处理如下:(1)首先观察婴幼儿是否能自主呼吸以及面色情况;(2)将婴幼儿的头部偏向一边,防止喷出的奶被吸入呼吸道导致婴幼儿窒息;(3)清理婴幼儿面部和口腔内的奶水,用棉签清理孩子鼻腔;(4)如果孩子没有了呼吸或面色变暗,应立刻进行心肺复苏。

2. 蒙被综合征的应急处理

蒙被综合征在1岁以内的儿童多发,主要由于家长为保暖给婴儿被子盖得过多过厚,或盖有衣服,导致被子、衣服直接蒙住了婴幼儿头部,导致婴幼儿缺氧窒息,严重的会发生昏迷甚至呼吸循环衰竭。应急处理如下:(1)立刻将衣服或被子掀开,将婴幼儿身上衣领解开并将衣服脱去,给婴幼儿散热;(2)当室内温度过高时,应采取通风散热等方法降低室温,并对婴幼儿进行物理降温,时刻关注婴幼儿的体温;(3)让婴幼儿呼吸新鲜空气,改善缺氧;(4)在无法判断婴幼儿情况或不知道处理办法的情况下及时就医或拨打"120"急救电话。

3. 异物入气管的应急处理

异物被吸入气管、支气管可能通过阻塞呼吸道导致窒息,常发生在婴幼儿群体。婴幼儿气管吸入异物时,如果婴幼儿呼吸正常,可以让婴幼儿用力咳嗽将异物咳出来,咳不出来便立刻就诊;如果婴幼儿呼吸困难面色不佳,在拨打"120"急救电话同时使用海姆立克急救法进行施救。注意不要直接通过拍背或用手指深入婴幼儿口腔咽喉将异物抠出来的方法,这样容易对婴幼儿造成更多更严重的伤害。

(1)1岁以内儿童:在急救时切记不要采取将婴儿双脚抓起倒吊后直接拍击背部的方法,这样不仅不会让婴儿吐出异物,由于1岁以内儿童颈部较为柔软,反而可能会损伤婴儿颈椎。

正确方法应该是:首先确认婴儿呼吸是否困难,采取跪姿或坐姿将婴儿放在施救者膝盖上,使孩子脸向下俯卧,头靠在施救者的前臂上,且头略低于胸部。施救者用手托住婴儿的头部和下颌,另一侧单手的手掌根部用力连续拍击5次婴儿背部中央的两肩胛骨之间,同时观察婴儿是否将异物吐出。若没有吐出则将婴儿翻转至另一手臂,让婴儿面部朝上,头略向下倾斜低于胸部,施救者用手臂力量支撑婴儿背部,同时手掌托住婴儿颈部,注意保护婴儿颈部,不要用力过度。之后在婴儿乳头连线正下方进行最多5次向下的胸部快速按压,观察异物是否吐出。重复以上两个步骤,直至异物排出。

(2)1岁以上的儿童首先观察儿童说话和呼吸情况,如果儿童出现轻度气道梗阻,可以鼓励儿童将异物咳出。如果儿童意识清晰但出现严重的气道梗阻,可立刻采取海姆立克急救法。如果儿童已经失去意识或在急救过程中失去意识,则不能采取海姆立克急救法,应进行心肺复苏(见溺水的应急处理)。

海姆立克急救法:让儿童双腿略分开,施救者跪或站在儿童背后,一条腿在儿童双腿间支撑,一只手空心握拳,用大拇指侧面肌肉抵儿童肚脐和剑突(胸骨最下面)间,另外一只手紧紧握住此拳,向上向内快速冲击,观察儿童是否将异物吐出。如果有他人在场,在一人施救同时,另一人拨打"120"急救电话寻求专业帮助。

四、烧烫伤的应急处理

烧烫伤是生活中容易发生的婴幼儿意外伤害,根据烧烫伤深度一般分为三度。一度烫伤最轻,一般只伤及皮肤的表皮层,受伤皮肤发痛红肿,但一般不会出现水泡;二度烫伤伤及真皮层,局部红肿发热,出现明显的水泡;三度烫伤全皮层甚至皮层下的脂肪、肌肉甚至骨头都受到损害,由于神经受损,疼痛感反而不强。

1. "冲脱泡盖送"五步法

(1)冲:在发生烧烫伤后首先应该将烧烫伤处放在水龙头下用缓慢的冷水进行冲洗,同时注意水温不要太低,在条件允许的情况下可以持续冲洗至疼痛消失。烧烫伤造成的伤害主要是受伤后余热蔓延,冲洗的目的是对伤口进行降温。(2)脱:在冲洗伤口后小心脱去衣服,如果无法将衣物去除,可以用剪刀将衣服剪开,如果出现衣服与伤口黏在一起的情况,不要强行去除异物,局部出现水疱时注意不要将水疱弄破以免感染。(3)泡:当烧烫伤处无法进行冲洗时,可以用干净的冷水浸泡降温,但也要注意水温不要过冷。(4)盖:注意保暖,可以用干净的布或浴巾包裹受伤婴幼儿。同时注意不要在冲洗后在伤口涂抹任何东西,也不要用带有绒毛的布料覆盖伤口,以免引起感染。(5)送:特别对于烧烫伤严重的婴幼儿,应尽快送往医院进行进一步救治。

2. 遵循"五不"原则

（1）不要用冰块直接在受伤位置进行冷敷；（2）烫伤后应将烫伤部位放入干净的冷水浸泡，但不要长时间浸泡以免导致受伤婴幼儿体温过低；（3）不要用药膏、油、牙膏等直接涂抹在烧烫伤处，也不要用棉花等物品覆盖伤口；（4）若出现水疱，应至医院后由医生处理创面，不要擅自戳开。

五、溺水的应急处理

婴幼儿发生溺水时，头可能会后仰、嘴巴张开，幼童的头则可能会前倾；溺水者一般目光呆滞，眼神无法专注或无法闭上眼睛，在外游泳时看不到正常游泳时有的踢腿动作；并且不会呼救更无法挥手求救。如果婴幼儿溺水场所是泳池、河流等大型水体，除非是会游泳且有施救经验的成年人，不然不可以轻易下水救人。对于上岸之后的溺水婴幼儿，首先清理口腔和鼻腔内的污垢、杂物；然后判断有无自主呼吸心跳，如果有则送医就诊，如果无则立即采用心肺复苏，而不是倒挂"控水"。

心肺复苏：（1）胸廓按压。用单掌、双掌掌根部按压婴幼儿胸骨下半部，操作过程中肘关节要伸直；上半身的重量均匀地、垂直地下压下来，按压的深度不少于五厘米但不大于六厘米，同时注意不要使用瞬间力量，减少按压中断时间。按压的频率控制在100～120次/分，每次按压之后胸廓完全回弹。若是婴儿则采取双指按压法或双拇指环绕法按压，按压的频率与大龄儿童相同，按压深度控制在四厘米。（2）开放气道。对非创伤婴幼儿：一只手在落水婴幼儿前额，用手掌将其额头用力向后推，待其头向后仰之后，把另一只手的手指放在落水婴幼儿的下颌骨处，抬起其下颌。注意不要用力压迫软组织。对颈部疑创伤婴幼儿：将婴幼儿头部置于双手间，用肘部支撑在婴幼儿平躺的平面上，握紧其下颌角后用力向上托。如果婴幼儿嘴巴紧闭，可以用拇指轻轻将其口唇打开。（3）人工呼吸。对婴幼儿进行人工呼吸时，应口对口或口对口鼻，连吹两次，中间让婴幼儿呼出。注意在吹气过程当中不要漏气，确保婴幼儿胸廓起伏。

胸廓按压与人工呼吸应交替进行，一般30次按压加2次人工呼吸为一回合，5个回合为一周期。等到专业医护人员或救援人员到来后交由救援人员进行。一般专业人员可以判断的心肺复苏的有效指征有：婴幼儿双瞳缩小；面色、甲床、耳垂等转为红润；逐渐恢复自主呼吸；有规律的心跳脉搏；开始呻吟等。

六、其他伤害的应急处理

（一）划伤、挤压伤等的应急处理

1. 划伤

划伤通常是由于刀片、玻璃等尖锐物品致伤或碰撞擦伤所致。如果划伤部位较浅或出血较少，在对伤口进行清洗和常规的消毒后，不要采取任何措施去覆盖伤口，可以涂一些抗生素药膏，避免伤口在愈合过程中感染。

2. 裂伤

裂伤是从皮肤表层到皮下深部组织均裂开的损伤。这类创伤比划伤对婴幼儿伤害更大、影响更严重。不同位置的裂伤处理方法稍有差异。

（1）除面部外单纯裂伤：较小的、出血少的伤口可以用消毒用品自己消毒；出血较多的伤口需用干净纱布等直接按压受伤部位止血，注意不要在没有止住血之前就揭开伤口查看情况，这样会加重孩子损伤程度。同时，及时前往医院进一步检查和处理，以免错过最佳治疗期。

（2）面部和颈部裂伤：考虑到婴幼儿面部和颈部位置特殊，损伤后容易影响日后美观，应立刻带受伤婴幼儿前往医院就诊，同时采取局部加压的方法进行止血。

（3）复杂裂伤或特殊部位裂伤：必须马上就医。复杂裂伤注意局部止血，会阴和臀部等特殊部位要特别注意不要私自涂抹药物，应立刻前往医院就医。

3. 刺伤

现场急救时，不要直接将伤口内的刺伤物直接拔出，应在保留局部异物的情况下及时就诊，同时应该注意在就诊途中安慰受伤婴幼儿、舒缓情绪，不要给其进食或饮水。

4. 挤压伤

（1）创口表面流血，可在清水清洗后用干净纱布包扎，之后用冷水冷敷，减少出血和缓解疼痛；（2）伤口下血肿呈黑/紫色，要密切关注伤口情况，若伤口未出血可先冷敷后热敷。如可能出现骨折或其他肌腱损伤时应及时就医。

止血方法以及注意事项。婴幼儿的总血量相较于成人来说较小，有的时候哪怕是微小的出血都有可能导致休克甚至更加严重。常用外伤止血方法有以下四种：（1）直接压迫法——选择干净的敷料直接压迫出血面止血，敷料多为干净的纱布；（2）一般止血法——对于出血不多、创面较小的伤口可以先消毒，视情况进行包扎；（3）指压止血法——对于出血较多的伤口，可以用适中的力度压迫出血点的近心端10～15分钟；（4）对于玻璃割伤或含有其他异物的创面，建议在用合适敷料覆盖后不要对伤口进行加压，应该尽快就医，不要擅自取出异物。需要注意的是切忌直接用中草药、牙膏、消炎粉等外敷伤口或用棉花、卫生纸覆盖创面，这样会增加伤口清理难度和感染可能。

（二）动物抓、咬伤的应急处理

如果被猫抓伤四肢，首先安抚被咬婴幼儿的情绪，同时可以用止血带绑住受伤四肢；然后用干净的水和肥皂（或20%肥皂水）清理伤口，可以用 H_2O_2 对伤口消毒，再用5%碳酸将局部灼烧处理后及时就医。

如果被狗咬伤注意不要挤压伤口，防止狂犬病毒更快进入神经系统。应用大量干净的水冲洗伤口20分钟以上，并且在彻底冲洗后不要用布或创可贴包扎伤口，应按住出血区，压迫10～20分钟。对于出血较多、伤口较深的创面，可以用手指触及伤口近心端动脉，压向邻近的骨头以止血。止血后可用碘伏或双氧水对伤口消毒，完成后一定要立刻就医，在24小时内接种狂犬疫苗，不要抱有侥幸心理，若就诊后婴幼儿出现发烧、伤口肿胀、发红、疼痛加剧、发出难闻气味等情况应及时联系医生或前往医院复诊。

（三）异物

（1）异物入眼。异物入眼后，不要用手揉搓，以免异物划伤眼膜。首先让孩子闭眼休息片刻，等分泌出大量眼泪，让孩子慢慢睁开眼睛并且眨几下，一般情况下异物可以被眼泪"冲洗"出。当眼泪无法将异物"冲洗"出来时可将孩子眼睛撑开，用杯子或者注射器装入冷开水或生理盐水冲洗眼睛。但对于不愿意配合的幼儿，这种方法并不适用。以上方法都无效时，应带孩子及时就医，并在医生指导下用药。

（2）异物入耳。当昆虫入耳后，应采取光透法，即在黑暗处用手电筒照射孩子耳孔，昆虫会顺着光线爬出。当水入耳时，可以用脱脂棉球或棉签将水吸出，或让进水一侧的耳道向下，单脚跳跃让水流出，再用棉签或棉签将耳道清理干净。

（3）异物入鼻。异物入鼻时，家长不要直接抓住或拉出鼻内物体，应及时带孩子前往医院。如无法立刻就医，可以让孩子端坐或直立，稍稍张口，父亲或母亲张口紧贴并覆住孩子的嘴，用一根手指压住没有异物的一侧鼻孔，在孩子呼气时猛吹一口气，使异物弹出体外。

气管异物视情况用海姆立克法、心肺复苏，分别见"窒息的应急处理"与"溺水的应急处理"。

（四）触电的应急处理

用干燥的木棍或其他非导电物品将电线挑开，让婴幼儿远离电源。如果没有类似物品，将触电婴幼儿直接拉开时，施救者必须站在干燥的纸或木板上，不要直接碰触其肢体，也告诫婴幼儿不要用手拉扯。施救者可以拉住婴幼儿的干衣角，拖其远离电源。若触电时间长，婴幼儿出现面色苍白或青紫甚至昏迷不醒、脉搏心跳停止，应该立刻拨打急救电话，并分秒必争地进行现场抢救，对其做心脏按压和人工呼吸，直至医务人员达到现场做进一步抢救。

第六章

托育机构环境卫生与安全管理

托育机构的环境卫生是婴幼儿健康的重要保障,从选址的安全性,到室内环境的卫生与消毒、玩教具的安全和个人卫生等方面都与婴幼儿健康息息相关。托育机构是婴幼儿聚集的场所,婴幼儿自身的安全意识和防护能力薄弱,需要健康完善的安全管理制度、问责制度和多部门之间的联动机制,提高托育机构全体工作人员的安全意识和应对安全事故的能力。

本章学习目标

1. 了解托育机构环境卫生的构成和内涵;
2. 掌握常用的预防性消毒方法和染病流行期间消毒与隔离方法;
3. 熟悉托育机构常见安全事故和预防策略。

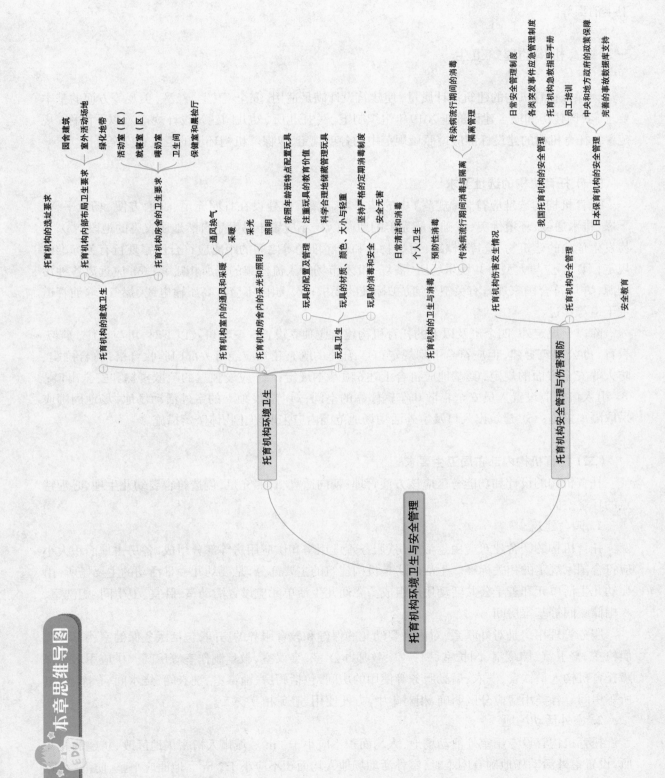

本章思维导图

托育机构环境卫生与安全管理

托育机构环境卫生
├─ 托育机构的建筑卫生
│   ├─ 托育机构的选址要求
│   └─ 托育机构内部布局卫生要求
│   ├─ 园舍建筑
│   ├─ 室外活动场地
│   └─ 绿化地带
│   └─ 托育机构房舍的卫生要求
│   ├─ 活动室（区）
│   ├─ 就寝室（区）
│   ├─ 喂奶室
│   ├─ 卫生间
│   └─ 保健室和废检厅
├─ 托育机构室内的通风和采暖
│   ├─ 通风换气
│   └─ 采暖
├─ 托育机构房舍内的采光和照明
│   ├─ 采光
│   └─ 照明
├─ 玩具卫生
│   ├─ 玩具的配置及管理
│   │   ├─ 按照年龄特点配置玩具
│   │   ├─ 注重玩具的教育价值
│   │   └─ 科学合理地储藏管理玩具
│   ├─ 玩具的材质、颜色、大小与轻重
│   └─ 玩具的消毒和安全
│   ├─ 坚持严格的定期消毒制度
│   └─ 安全无害
└─ 托育机构的卫生与消毒
    ├─ 日常清洁和消毒
    │   ├─ 个人卫生
    │   └─ 预防性消毒
    └─ 传染病流行期间的消毒
        ├─ 传染病流行期间的消毒
        ├─ 隔离
        └─ 隔离管理

托育机构安全管理与伤害预防
├─ 托育机构伤害发生情况
├─ 托育机构安全管理
│   ├─ 我国托育机构的安全管理
│   │   ├─ 日常安全管理制度
│   │   ├─ 各类突发事件应急管理制度
│   │   ├─ 托育机构急救指导手册
│   │   └─ 员工培训
│   └─ 日本保育机构的安全管理
│   ├─ 中央和地方政府的政策保障
│   └─ 完善的事故数据库支持
└─ 安全教育

▋第一节▋ 托育机构环境卫生

托育机构的环境卫生包括建筑卫生、室内的通风换气、采光照明、玩教具卫生，以及托育机构的卫生消毒等。

一、托育机构的建筑卫生

为保证托育机构的建筑设计质量，使建筑设计满足适用、安全、卫生、经济、美观等方面的基本要求，我国住房和城乡建设部于2019年组织制定了《托儿所、幼儿园建筑设计规范》（以下简称《规范》），托育机构的建设标准应遵照该规范中的各项规定，以保障机构环境的卫生和安全。

（一）托育机构的选址要求

托育机构的选址应符合《规范》中的基本规定：① 应建设在日照充足、交通方便、场地平整、干燥、排水通畅、环境优美、基础设施完善的地段；② 不应置于易发生自然地质灾害的地段；③ 与易发生危险的建筑物、仓库、储罐、可燃物品和材料堆场等之间的距离应符合国家现行有关标准的规定；④ 不应与大型公共娱乐场所、商场、批发市场等人流密集的场所相毗邻；⑤ 应远离各种污染源，并应符合国家现行有关卫生、防护标准的要求；⑥ 园内不应有高压输电线、燃气、输油管道主干道等穿过。

除以上规定外，四个班及以上的托育机构建筑应独立设置。三个班及以下时，可与居住、养老、教育、办公建筑合建，但应符合下列规定：① 合建的既有建筑应经有关部门验收合格，符合抗震、防火等安全方面的规定，其基地应符合上述6项基本规定；② 应设独立的疏散楼梯和安全出口；③ 出入口处应设置人员安全集散和车辆停靠的空间；④ 应设独立的室外活动场地，场地周围应采取隔离措施；⑤ 建筑出入口及室外活动场地范围内应采取防止物体坠落措施。

（二）托育机构内部布局卫生要求

托育机构的设计和功能分区应该方便管理、朝向适宜、日照充足，创造符合婴幼儿生理、心理特点的环境空间。

1. 园舍建筑

托育机构的园舍建筑应由生活用房、服务管理用房和供应用房等部分组成，各房占地面积大小应符合国家规定的相关标准。生活用房是机构建筑的主要部分，是婴幼儿一日活动的主要场所，由婴幼儿生活单元和若干公共活动用房组成。婴幼儿生活单元应设置活动室、卧室、卫生间、盥洗室、衣帽储藏间等基本房间。

服务管理用房是对外联系，对内为婴幼儿的保健和教育服务的房间，包括医务保健室、隔离室、晨检室、警卫室、储藏室、园长室、财务室、教师办公室、会议室、教具制作室等房间。供应用房是保障托育机构人员饮食、洗衣、后勤服务等使用的房间，包括厨房、消毒室、洗衣间、烧水间、车库、变电所等房间。各类用房应分区明确、相对集中，方便使用，避免相互交叉。

2. 室外活动场地

托育机构宜设专用室外活动场地，人均面积不应小于 3 m²。城市人口密集地区改、扩建的托儿所，设置室外活动场地确有困难时，室外活动场地人均面积不应小于 2 m²。地面应平整、防滑、无障碍、无尖锐突出物，并宜采用软质地坪。共用活动场地应设置游戏器具，游戏器具下地面及周围应设软质铺装。

3. 绿化地带

托育机构要根据各自地域特点,确保有一定面积的草坪和绿化,美化园内环境,创设空气清新的环境。宜设置集中绿化用地,绿地内不应种植有毒、带刺、有飞絮、病虫害多、有刺激性的植物。

(三)托育机构房舍的卫生要求

婴幼儿生活、活动用房严禁设在地下或半地下。可以按照婴幼儿生活单元组合方法进行设计,各班幼儿生活单元应保持使用的相对独立性。班级活动单元应满足婴幼儿活动生活等功能需求。一般应设置活动室、就寝室、喂奶室、卫生间、保健室和晨检厅、衣帽储藏间等基本空间。

1. 活动室(区)

活动室指婴幼儿活动单元中供幼儿进行各种室内活动的一个多功能场所,可以进行各种生活活动。在婴幼儿生活用房配置时应以活动室为主进行其他生活用房的配置。同一个班的活动室与寝室应设置在同一楼层内。为保证婴幼儿各种生活活动的顺利开展,必须保证活动室有足够的面积。

有条件的机构可设置大动作活动区和综合活动区。大动作活动区主要满足大运动活动、地面构建活动、玩音乐活动等。综合活动区主要满足精细操作活动、桌面构建活动、创意表现游戏活动、阅读游戏活动等。活动室、多功能活动室等室内墙面应具有展示教材、作品和空间布置的条件。

游戏活动区地面宜铺设木地板或柔软、有弹性的材料,婴幼儿使用的通道地面应采用防滑材料。应为幼儿配备适合其身高的桌椅和玩具柜。桌椅柜子的边角最好为圆角。婴幼儿桌椅表面及婴幼儿手指可触及的隐蔽处,均不得有锐利的棱角、毛刺及小五金部件的锐利尖端。应配备数量充足、种类多样的玩具和图书,以及可供婴幼儿摆弄和操作的各种材料。

2. 就寝室(区)

卧室是提供婴幼儿睡眠休息的场所,各项卫生指标是否符合卫生标准直接影响婴幼儿的睡眠质量。就寝室(区)的设置应满足以下要求:

(1)宜分班使用;

(2)应安装窗帘和隔帘,隔帘厚度和颜色不得影响随班保育人员观察幼儿活动情况;

(3)应配备调节温度的设备;

(4)应保证婴幼儿午睡区及寝具的安全、卫生;

(5)应保证每个幼儿有一张床位,不得设双层(多层)床,床位四周不宜贴靠外墙,托大班床位侧面或端部距外墙距离不应小于0.60 m;

(6)区域内宜设置收纳空间或配备收纳盒,保证每个幼儿有衣物存放处;

(7)班级活动单元内不得搭建阁楼或夹层作寝室;

(8)地面应做暖性、软质面层、采用防滑材料,距地1.2 m的墙面应做软质面层。

3. 喂奶室

乳儿班和托小班宜设喂奶室,使用面积不宜小于10 m²,并应符合下列规定:

(1)应邻近婴幼儿生活空间;

(2)应设置开向疏散走道的门;

(3)应设尿布台、洗手池,宜设成人厕所。

4. 卫生间

(1)托小班卫生间内应设适合婴幼儿使用的卫生器具。

(2)托大班卫生间应由厕所、盥洗室组成,并宜分间或分隔设置。卫生间应邻近活动室或寝室,且开门不宜直对寝室或活动室。盥洗室与厕所之间应有良好的视线贯通。无外窗的卫生间,应设置防止回流的机械通风设施。卫生间所有设施的配置、形式、尺寸均应符合幼儿人体尺度和卫生防疫的要求。

（3）托育机构的厕所、盥洗室、淋浴室地面不应设台阶，地面应防滑和易于清洗。夏热冬冷和夏热冬暖地区，婴幼儿生活单元内宜设淋浴室。

5. 保健室和晨检厅

托育机构应该根据规模设立相应的保健室和晨检厅。晨检室（厅）可设置在门厅内；房间可以合用，合用的房间面积可适当减少。

晨检室（厅）应设在建筑物的主入口处，并应靠近保健观察室。保健观察室设置应符合下列规定：

（1）应设有一张婴幼儿床的空间；

（2）应与婴幼儿生活用房有适当的距离，并应与婴幼儿活动路线分开；

（3）宜设单独出入口；

（4）应设给水、排水设施；

（5）应设独立的厕所，厕所内应设婴幼儿专用蹲位和洗手盆。

二、托育机构室内的通风和采暖

（一）通风换气

室内活动室是婴幼儿活动和生活所必需的外环境，室内的微小气候，包括气温、气湿和气流等，可直接影响到体温调节及人体的自我感觉，进而影响婴幼儿的身心健康。婴幼儿呼吸系统发育不完善，对氧气的需求量较大，如果室内空气不新鲜或温度和湿度过高、过低或变化太快，容易刺激婴幼儿的呼吸系统，引起呼吸道感染等疾病。在人数较多的室内，微小气候的变化非常快，空气不流通，空气质量将迅速恶化。生长发育中的婴幼儿新陈代谢旺盛，更需保证空气质量。

托育机构的室内空气质量应符合现行国家标准《室内空气质量标准》（GB/T18883）的有关规定。婴幼儿用房应有良好的自然通风。夏热冬冷、严寒和寒冷地区的婴幼儿用房应采用有效的通风设施。改善空气质量、创造适宜的微小气候，是学校建筑设备卫生的重要内容之一。从卫生学角度看，以房间空气中的 CO_2 浓度作为反映空气清洁度的指标最适宜。目前，我国并没有针对托育/托幼机构制定换气卫生标准，但是我国《中小学校教室换气卫生标准》（GB/T17226—2017）明确规定：教室内空气中 CO_2 日平均最高容许浓度应≤0.10%。因此，建议0～3岁的婴幼儿活动室中空气中 CO_2 日平均最高容许浓度标准，不应低于中小学生教室空气中 CO_2 的标准。

通风换气是利用室内外空气的热压、风压作用使空气流动，排出室内污浊空气，输入室外新鲜空气，达到改善空气质量的目的。通风换气有自然通风和人工通风两种形式，托育机构宜采用自然通风形式。自然通风是利用建筑物的门窗及其缝隙、通风管道等直接导入空气，置换污染空气。为了加强自然通 风，可加大通风窗口的面积，并将进风口与出风口相对布置，以形成直接的空气对流；增加开窗换气的频率以促进空气的流通。当自然通风不能保证良好的通风换气效果时，应考虑采用人工通风的方式加以补充，如电扇、空调、排风扇等。

在通风时，还应考虑到自然环境、气候条件，如炎热季节需要流速较大、温度较低的空气；寒冷季节需要流速较小、温度较高的空气，特别是北方寒冷季节通风换气时还须考虑到保暖问题。

通风换气卫生要求：

（1）对于夏热冬暖地区、夏热冬冷地区的托育机构，当夏季依靠开窗不能实现基本热舒适要求，且婴幼儿活动室、寝室等房间不设置空调设施时，每间婴幼儿活动室、寝室等房间宜安装具有防护网且可变风向的吸顶式电风扇。

（2）最热月平均室外气温大于和等于25℃地区的托育机构,宜设置空调设备或预留安装空调设备的条件,并应符合表6-1的规定。

表6-1 空调房间温度和湿度参数

房间温湿度	冬 季	夏 季
活动室、寝室、办公室、保健观察室、晨检室（厅）温度（℃）	20	25
睡眠区、活动区、喂奶室温度（℃）	24	25
相对湿度（%）	30～60	40～60

（二）采暖

托育机构室内应有基本的采暖措施,以保证冬季室内有适合婴幼儿生活的适宜气温,供暖房间的适宜温度设置见表6-2。

表6-2 房间供暖的适宜温度设置

房 间 名 称	室内设置温度（℃）
活动室、寝室、保健观察室、晨检室（厅）、办公室	20
睡眠区、活动区、喂奶室	24
盥洗室、厕所	22
门厅、走廊、楼梯间、厨房	16
洗衣房	18
淋浴室、更衣室	25

采用低温地面辐射供暖方式时,地面表面温度不应超过28℃。热水地面辐射供暖系统供水温度宜采用35～45℃,不应大于60℃;供回水温差不宜大于10℃,且不宜小于5℃。严寒与寒冷地区应设置集中供暖设施,并宜采用热水集中供暖系统;夏热冬冷地区宜设置集中供暖设施;对于其他区域,冬季有较高室温要求的房间宜设置单元式供暖装置。用于供暖系统总体调节和检修的设施,应设置于婴幼儿活动室和寝室之外。当采用散热器供暖时,散热器应暗装。当采用电采暖时,应有可靠的安全防护措施。供暖系统应设置热计量装置,并应在供暖设施末端设置恒温控制阀进行室温调控。乡村托育机构宜就地取材,采用可靠的能源形式供暖,并应保障环境安全。

托育机构室内不宜采用蒸汽采暖,因其散热器表面温度较高,容易引起烫伤;而停止供气时,散热器很快冷却,使室温波动较大,婴幼儿容易感冒。此外,当采用火炉、火墙或地炕等局部式采暖方式时,应注意设置合理,有专人管理,防止CO中毒、烧烫伤、火灾和烟尘飞扬等事故。

三、托育机构房舍内的采光和照明

采光是指以太阳光线为主要光源,为室内活动提供基本的光线条件。照明指人工照明,用人工光源获得照明的方法。为保护婴幼儿视力并创造良好的生活和游戏环境,活动室要有充足而均匀的天然采光和照明条件。

（一）采光

自然采光是教育、卫生、建筑部门共同关心的课题。室内自然采光的卫生要求是: ① 满足采光标准,课桌面上有足够照度;② 照度分布均匀;③ 单侧采光的光线应自座位左侧射入,双侧采光应尽量将主要采光窗设在左侧;④ 避免产生较强的眩光,营造愉快、舒适的用眼环境。

《规范》中指出,托育机构的生活用房、服务管理用房和供应用房中的厨房等均应有直接天然采光,采光应符合下列标准:活动室、寝室及具有相同功能的区域应布置在当地最好朝向,冬至日底层满窗日照不应小于3小时。需要获得冬季日照的婴幼儿生活用房窗洞开口面积不应小于该房间面积的20%。夏热冬冷、夏热冬暖地区的婴幼儿生活用房不宜朝西向;当不可避免时,应采取遮阳措施。

(二)照明

婴幼儿眼睛正处于生长发育的关键时期,婴幼儿活动用房的照明因素,如照度均匀度、眩光限制、光源颜色、灯具效率等应执行《建筑照明设计标准》(GB50034)中的相关规定以及幼儿卫生保健的相关要求。为幼儿提供卫生健康的照明环境,保护幼儿的眼睛,保证幼儿的基本活动。

托育机构内的照度对婴幼儿的视觉功能有直接影响,室内灯光布置应满足人工照明的主要卫生要求。室内照度的大小和照度均匀度取决于灯具的种类、功率、数量和布置方式,尤其灯的悬挂高度。为了减少照明光源引起的直接眩光,室内不宜用裸灯照明,最好选用有灯罩的灯具。活动室、寝室、图书室、美工室等幼儿用房宜采用细管径直管形三基色荧光灯,配用电子镇流器,也可采用防频闪性能好的其他节能光源,不宜采用裸管荧光灯灯具;睡眠区、活动区、喂奶室应采用漫光型灯具,光源应采用防频闪性能好的节能光源。

四、玩具卫生

托育机构的玩具指婴幼儿进行游戏活动时所使用的各种材料,包括购买的成品玩具和自制的玩具。玩具是正常教学活动进行的物质保证,为婴幼儿提供健康、安全、适合幼儿年龄的玩具是促进幼儿身体、智力、情绪情感健康发展的重要保证。提供给婴幼儿的玩具应符合 GB6675—2014《玩具安全》国家标准。

(一)玩具的配置及管理

1. 按照年龄班特点配置玩具

托育机构应根据各年龄班婴幼儿的身心发展特点和不同需求,为各班活动室配备数量较充足、种类较齐全的玩具材料。提供的玩具适合婴幼儿的年龄特点是发挥玩具价值的重要保证。如为婴儿提供不同材质的、可以用嘴探索、咀嚼的安全物品。如为幼儿提供大小合适、适合拼接和搭建的材料,如各类材质的积木、磁性片;大块的、材质轻的积木,可用于多种玩法。

2. 注重玩具的教育价值

不同年龄的婴幼儿对玩具有不同的需求,选择玩具时要充分考虑玩具的教育价值,要以婴幼儿的需求为主要出发点。提供可以促进不同功能区发展、多种类型的玩具,如音乐类、手工类玩具等,以激发婴幼儿在游戏中的探索。玩具应能引发婴幼儿良好的情绪和情感感受,应能促进婴幼儿的认知体验;不宜单纯追求精致、豪华;不能选择易对婴幼儿身心产生伤害的玩具;不能选择易传染疾病的小喇叭、口琴、哨子等直接用嘴吹的玩具。

3. 科学合理地储藏管理玩具

在玩具的储藏及管理过程中要本着最大限度地提高玩具使用效率,发挥玩具的教育价值,方便取放及安全使用的原则。应将各类玩具材料分门别类地摆放在敞开的玩具架上,让幼儿看得见、拿得到,便于选取使用和收放整理,充分发挥其教育功能。

（二）玩具的材质、颜色、大小与轻重

1. 材质

玩具的材料一般包括木材、塑料、橡胶、纸张、棉布、皮革等材质。塑料、橡胶、木质、金属玩具便于清洗消毒，且不易污染、轻巧安全。用布和皮革制成的小娃娃、小动物等玩具容易污染，不易消毒清洗，一般不宜选择。陶瓷、玻璃制作的玩具容易破碎，只宜观赏或装饰，不宜放在婴幼儿活动室。

2. 颜色

托育机构配置的玩具颜色要鲜艳，提高婴幼儿操作玩具的兴趣。使用的颜料和油漆要求无毒、无味、不褪色；不溶于唾液和水，易于消毒清洗，并与消毒液不起化学反应。

3. 大小与轻重

玩具的大小轻重应适合婴幼儿生长发育特点。不宜选择过小的玩具或有过小零件的玩具，以防止细小物件误入婴幼儿口中。玩具也不宜过大过重，以免造成砸伤或在取放过程中由于太重伤害婴幼儿的手腕。

（三）玩具的消毒和安全

1. 玩具的清洁应坚持严格的定期消毒制度

根据玩具的材料采用适宜的消毒清洁措施，保证婴幼儿玩具的清洁安全。消毒方法有温水肥皂清洗、消毒液清洗、蒸煮或日晒等，新玩具在使用前要根据材质经过严格的消毒处理，在使用过程中要建立定期消毒制度。

户外玩具及沙池、水池等要坚持定期清洁消毒和安全检查。如沙池的沙子要定期更换，清洗晒干消毒后供婴幼儿使用；水池内的水要定期更换、定期消毒。沙池及水池最好有适当的加盖及遮挡措施。

2. 为婴幼儿提供的玩具应安全无害

为婴幼儿提供的玩具表面应光滑，没有锐利的边和角，以免引起婴幼儿外伤。保教人员应定期检查，及时发现损坏、缺损或需要修补的玩具，及时处理安全隐患；对过分陈旧、无法修复的玩具，应报废处理。

保教人员要注意指导婴幼儿正确使用玩具，并培养婴幼儿爱护玩具、保持玩具清洁、整理玩具、玩完玩具及时洗手的良好习惯。

五、托育机构的卫生与消毒

托育机构是婴幼儿高度聚集、密切接触的场所，机构内的公用设施设备卫生与婴幼儿健康密切相关，应通过落实卫生消毒规章制度，适时进行清洁和消毒，保证日常场所卫生。同时，加强健康教育，使婴幼儿具备较强的卫生意识，养成良好的卫生习惯，对防止疾病的传播具有重要意义。卫生消毒制度主要包括日常清洁卫生、预防性消毒和传染病流行期间的消毒等。

（一）日常清洁和消毒

1. 卫生检查制度

托育机构应当建立室内外环境卫生清扫和检查制度，每周全面检查1次并记录，为婴幼儿提供整洁、安全、舒适的环境。集中消毒应在婴幼儿离园（所）后进行。

2. 保持室内空气清新、阳光充足

采取湿式清扫方式清洁地面。厕所做到清洁通风、无异味，每日定时打扫，保持地面干燥。便

器每次用后及时清洗干净。

3. 卫生洁具各班专用专放并有标记

抹布用后及时清洗干净,晾晒、干燥后存放;拖布清洗后应当晾晒或控干后存放。

4. 寝具消毒

枕席、凉席每日用温水擦拭,被褥每月暴晒1～2次,床上用品每月清洗1～2次。

5. 玩具图书消毒

保持玩具、图书表面的清洁卫生,每周至少进行1次玩具清洗,每2周图书翻晒1次。

(二)个人卫生

1. 个人用品

婴幼儿日常生活用品专人专用,保持清洁。要求每人每日1巾1杯专用,每人1床位1被。

2. 卫生习惯

培养婴幼儿良好的卫生习惯,饭前便后应当用肥皂、流动水洗手,早晚洗脸、刷牙,饭后漱口,做到勤洗头洗澡换衣、勤剪指(趾)甲,保持服装整洁。

3. 工作人员

工作人员应当保持仪表整洁,注意个人卫生。饭前便后和护理婴幼儿前应用肥皂、流动水洗手;上班时不戴戒指,不留长指甲;不在园(所)内吸烟。

(三)预防性消毒

使用符合国家标准或规定的消毒器械和消毒剂,对托育机构环境和物品进行预防性消毒。婴幼儿活动室、卧室应当经常开窗通风,保持室内空气清新。每日至少开窗通风2次,每次至少10～15分钟。在不适宜开窗通风时,每日应当采取其他方法对室内空气消毒2次。门把手、水龙头、床围栏等婴幼儿易触摸的物体表面每日消毒1次。坐便器每次使用后及时冲洗,接触皮肤部位及时消毒。餐桌每餐使用前消毒。水杯每日清洗消毒,用水杯喝豆浆、牛奶等易附着于杯壁的饮品后,应当及时清洗消毒。反复使用的餐巾每次使用后消毒,擦手毛巾每日消毒1次。托育机构的预防性消毒方法可参考《托儿所幼儿园卫生保健工作规范》中的有关规定(表6-3)。

表6-3　托幼机构环境和物品预防性消毒方法

消毒对象	物理消毒方法	化学消毒方法	备　　注
空　气	开窗通风每日至少2次;每次至少10～15分钟		在外界温度适宜、空气质量较好、保障安全性的条件下,应采取持续开窗通风的方式
	采用紫外线杀菌灯进行照射消毒,每日1次,每次持续照射时间60分钟		1. 不具备开窗通风空气消毒条件时使用 2. 应使用移动式紫外线杀菌灯。按照每立方米1.5瓦计算紫外线杀菌灯管需要量 3. 禁止紫外线杀菌灯照射人体体表 4. 采用反向式紫外线杀菌灯在室内有人环境持续照射消毒时,应使用无臭氧式紫外线杀菌灯
餐具、炊具、水杯	煮沸消毒15分钟或蒸汽消毒10分钟		1. 对食具必须先去残渣、清洗后再进行消毒 2. 煮沸消毒时,被煮物品应全部浸没在水中;蒸汽消毒时,被蒸物品应疏松放置,水沸后开始计算时间

（续表）

消毒对象	物理消毒方法	化学消毒方法	备注
餐具、炊具、水杯	餐具消毒柜、消毒碗柜消毒 按产品说明使用		1. 使用符合国家标准规定的产品 2. 保洁柜无消毒作用。不得用保洁柜代替消毒柜进行消毒
毛巾类织物	用洗涤剂清洗干净后，置阳光直接照射下暴晒干燥		暴晒时不得相互叠夹。暴晒时间不低于6小时
	煮沸消毒15分钟或蒸汽消毒10分钟		煮沸消毒时，被煮物品应全部浸没在水中；蒸汽消毒时，被蒸物品应疏松放置
		使用次氯酸钠类消毒剂消毒。使用浓度为有效氯250～400 mg/L、浸泡消毒20分钟	消毒时将织物全部浸没在消毒液中，消毒后用生活饮用水将残留消毒剂冲净
抹布	煮沸消毒15分钟或蒸汽消毒10分钟		煮沸消毒时，抹布应全部浸没在水中；蒸汽消毒时，抹布应疏松放置
		使用次氯酸钠类消毒剂消毒。使用浓度为有效氯400 mg/L、浸泡消毒20分钟	消毒时将抹布全部浸没在消毒液中，消毒后可直接控干或晾干存放；或用生活饮用水将残留消毒剂冲净后控干或晾干存放
餐桌、床围栏、门把手、水龙头等物体表面		使用次氯酸钠类消毒剂消毒。使用浓度为有效氯100～250 mg/L、消毒10～30分钟	1. 可采用表面擦拭、冲洗消毒方式 2. 餐桌消毒后要用生活饮用水将残留消毒剂擦净 3. 家具等物体表面消毒后可用生活饮用水将残留消毒剂去除
玩具、图书	每两周至少通风晾晒一次		适用于不能湿式擦拭、清洗的物品 暴晒时不得相互叠夹。暴晒时间不低于6小时
		使用次氯酸钠类消毒剂消毒。使用浓度为有效氯100～250 mg/L、表面擦拭、浸泡消毒10～30分钟	根据污染情况，每周至少消毒1次
便盆、坐便器与皮肤接触部位、盛装吐泻物的容器		使用次氯酸钠类消毒剂消毒。使用浓度为有效氯400～700 mg/L、浸泡或擦拭消毒30分钟	1. 必须先清洗后消毒 2. 浸泡消毒时将便盆全部浸没在消毒液中 3. 消毒后用生活饮用水将残留消毒剂冲净后控干或晾干存放
体温计		使用75%～80%乙醇溶液、浸泡消毒3～5分钟	使用符合《中华人民共和国药典》规定的乙醇溶液

备注：表中有效氯剂量是指使用符合卫生部《次氯酸钠类消毒剂卫生质量技术规范》规定的次氯酸钠类消毒剂。

（四）传染病流行期间消毒与隔离

为促进托幼机构消毒工作的合理、科学和有序开展，及时、有效切断传播途径，预防和控制机构内传染病的续发和流行，依照国家文件，每个市都会制定《托幼机构和中小学消毒隔离工作要求》和《托幼机构和中小学校消毒技术规范》等文件。托育机构可参考托幼机构的做法，做好传染病流行期间的消毒与隔离工作。

1. 传染病流行期间的消毒

托育机构发生传染病疫情后，在落实日常预防性消毒的基础上，针对所发生传染病的特点，在卫生健康部门的指导下，采取针对性消毒措施，进行重点消毒。如当有霍乱、菌痢等肠道传染病流行时，立即封存可疑食材和现场，协助有关部门查找污染原因。在卫生健康部门的指导下做好饮水、食物和环境消毒;当有手足口病等通过接触传播的传染病发生或者流行时,应重点消毒生活用品、办公用品、玩具、衣物等;当有流行性感冒、麻疹、风疹、非典型性肺炎、人禽流感、结核病等呼吸道传染病流行时,应对空气和飞沫、环境和物品表面进行消毒。当发生传染病聚集疫情时,要在医疗机构或区县疾病预防控制中心专业消毒人员指导下,开展随时消毒和终末消毒,必要时由专业消毒人员开展消毒。

应该根据传染病的季节流行特点,做好预防性消毒工作。如每年的5月1日至10月31日为肠道传染病流行期;每年的11月1日至第二年的4月30日为呼吸道传染病流行期。托育机构应在做好日常预防性消毒等工作的基础上,进一步加强手卫生,适当增加洗手的频次,必要时根据专业机构的指导,采用适宜的手消毒剂进行快速手消毒;加强环境表面消毒,增加消毒频次和延长消毒作用时间。针对肠道传染病,应加强对盥洗室的消毒,特别需避免气溶胶所致污染;针对呼吸道传染病,应加强开窗通风,暂停使用集中空调、空气净化器(有特殊规定除外);针对介水传染病,应暂停使用游泳池和戏水池。

2. 隔离管理

(1)晨午检及因病缺课病因追踪。托育机构要坚持以晨(午)检为核心的传染病症状监测,强化因病缺课幼儿的登记、报告、追踪,及时发现可疑传染病病例。对晨(午)检发现的可疑传染病病例要及时告知家长并劝其立即到正规医院就诊,减少传染病蔓延或病情的延误。园长必须每天及时掌握全园晨(午)检情况,及时发现并处置聚集性疫情苗头。

(2)疑似或确诊病例隔离。一旦发生传染病疫情,要高度重视首例患者管理,在卫生健康部门指导下,做好传染源的隔离,从源头防控疫情扩散。疑似或确诊病例隔离期间,机构应采取适当方式,家校联动,消除家长和婴幼儿的心理负担。

(3)班级观察管理。发生传染病疫情时,病例所在班级应采取医学观察措施,加强日常监测。由保健教师和班主任负责对班级幼儿进行医学观察,观察期间,病例所在班级应与其他班相对隔离,原则上不得分班、并班;活动、就餐、如厕场所等应尽量分开或错时。如班级出现新病例,应从最后一例起重新计算观察期至期满。

(4)治愈及隔离期满返校。托育机构要做好婴幼儿家长的沟通和宣传教育,严格掌握隔离婴幼儿的情况,隔离期满不再具有传染性后,持二甲及以上医疗机构出具的证明方能返园。机构要查看、保存复课证明并做好相关记录。

第二节 托育机构安全管理与伤害预防

健康和安全是婴幼儿健康成长的基础。托育机构是婴幼儿密集的场所,婴幼儿自我防护能力有限,应建立完善的安全管理制度,加强托育机构的安全管理,预防伤害的发生,保护婴幼儿生命安全和健康成长。由于托育机构存在的特点,在托育机构发生的婴幼儿伤害事件的类型、易发时间具有特殊性,应该在国内外伤害流行病学调查的基础上,开展基于证据的科学防护,做到有的放矢。

一、托育机构伤害发生情况

我国托育机构的婴幼儿伤害的情况尚缺乏系统的数据,本节重点介绍日本保育机构的婴幼儿伤害发生情况。编者整理了日本最近五年(2013—2017)官方统计的保育机构安全事故种类的数据。表6-4呈现了不同年份中0～5岁在园儿童的伤害类型和数量。其中,骨折是最常见的伤害类型,"其他"类型的伤害在逐年增加,其伤害的具体类型值得注意。婴幼儿死亡数量呈逐年减少的趋势,原因是在一些保育机构发生婴幼儿死亡事件后,国家开始加强保育机构的安全管理。

表6-4　2013—2017年日本保教设施中0～5岁儿童安全事故的类型和数量

年　　份	意识不明	骨　　折	烧　　伤	其　　他	死　　亡	总　　计
2013	1	107	2	33	19	162
2014	0	133	0	27	17	177
2015	7	498	2	106	14	627
2016	7	717	2	136	13	875
2017	9	1 030	4	190	8	1 242
总　　计	24	2 485	10	492	71	3 083

参考:日本厚生劳动省2013—2017年《保育设施事故报告统计》年度报告。

　　婴幼儿安全事故的发生与儿童年龄及其发育程度密切相关,不同年龄段安全事故的类型不同。其中,0岁儿童的死亡事故最多,3岁儿童受伤人数最多,说明伤害随着儿童年龄增长而增多。再如,3～4个月的婴儿颈部力量开始发育,4个月时开始能握住手中的物品,并开始舔/咬东西,腿脚也开始变得灵活,有简单的身体移动。出生后6～11个月的婴幼儿开始翻身,坐立,爬行,并慢慢开始扶墙站立,也能够更加灵活地用手抓起物品,喜欢把东西放到嘴里。因为这个阶段孩子发育十分迅速,每天的能力表现都有不同,昨天还不会的事情,今天就会了,因此这个阶段常会出现照护不到位的情况。1～2岁的婴幼儿开始会走路,行动范围越来越大,事故更加多发。3岁以上的幼儿因为开始了奔跑等活跃的运动,这个阶段的事故防止不仅仅需要家长与教师的关注,更需要安全的社会环境和对幼儿的安全教育。

　　从1998年至2012年的14年间,从日本幼儿教育机构发生的婴幼儿死亡事故件数的变化情况,可见死亡事故件数整体呈下降趋势(见图6-1)。但在2008年,保育所的死亡事故数量突增。此外,保育园的死亡事件显著高于幼儿园,原因是保育所招收0～6岁儿童,而幼儿园主要针对3～6岁的学龄前儿童,0～3岁婴幼儿的死亡风险更高。此外,日本保育所的在所儿童数也远远高于幼儿园在园儿童数。

　　此外,松浦信夫等人对51所保育设施的198例安全事故做了分析,统计出了安全事故易发的时

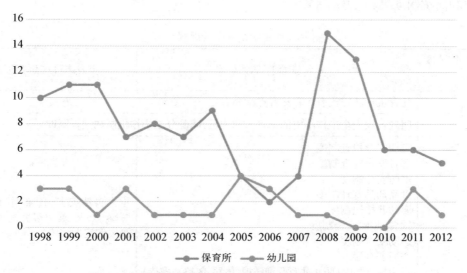

图6-1　日本保育机构中的死亡事故报告推移(1998—2012)
出自:独立行政法人日本体育振兴中心《学校の管理下の災害—基本统计》。

间段。事故最易发生在10点和16点，因为10点是幼儿最活跃的时间段（见图6-2），16点正是园所准备放学的时间，此时间段内幼儿的活动较为集中。中午前后是保育园的午休时间，事故发生率较低。可见，幼儿活跃、活动集中的时间段是事故的高发期。但是，由于婴儿猝死综合征常发生在睡眠期间，也是婴儿死亡的重要原因，午休时间的安全问题也不容忽视。也有研究显示，开学的第一个月是保育所安全事故多发的时期，可能与婴幼儿不适应新的环境等因素有关，也应该充分做好防护。

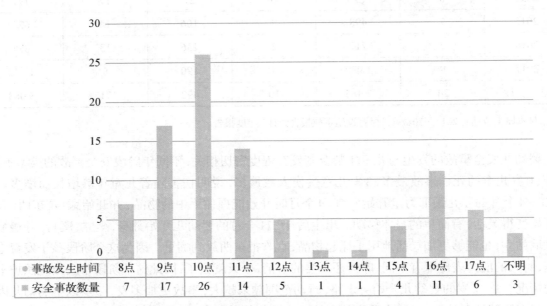

事故发生时间	8点	9点	10点	11点	12点	13点	14点	15点	16点	17点	不明
安全事故数量	7	17	26	14	5	1	1	4	11	6	3

图6-2 保育所易发安全事故的时间段（松浦信夫，2017）

二、托育机构安全管理

（一）我国托育机构的安全管理

为了保障婴幼儿安全，减少各类事故的发生，托育机构应建立安全管理制度，并力行实践。还应将各项制度汇编成册，开展全员的学习和实操培训。加强对员工的培训，对婴幼儿和家长的安全教育，并指定安全工作评价机制。托育机构安全管理制度包括日常安全管理制度、各类突发事件应急管理制度和演练制度等（见表6-5）。

表6-5 托育机构安全管理制度框架

管理制度 / 事项	日常安全管理制度	突发事件应急管理制度
责任主体	托育机构法定代表人和托育点举办者	
组织分工	明确各项安全工作小组的负责人和成员，明确分工协作机制和问责制度	
制度内容	定期安全检查制度 每日安全检查制度 消防安全制度 食品药品管理制度 婴幼儿接送制度 饮食、睡眠安全制度 运动安全制度 交通安全制度 行为规范制度（防止儿童受到歧视、体罚、忽略和虐待） 安全事件的记录和上报制度	重大自然灾害、传染病、食物中毒、踩踏、火灾、暴力等突发事件的应急预案和定期演练

管理制度 \ 事项	日常安全管理制度	突发事件应急管理制度
安全技术防范	监控和报警系统	
培训	安全意识和知识	突发事件应急处理能力
安全教育	对儿童和家长的安全教育，如安全知识和行为习惯	学习逃生知识和技能、配合避险转移
评价	安全工作评价制度	

1. 日常安全管理制度

首先，要明确安全管理主体责任，各项安全管理工作小组的成员，责任分工明确。托育机构法定代表人和托育点举办者，是机构安全的第一责任人。托育机构第一责任人对于本机构内由于故意或者过失，对婴幼儿的人身安全造成不良影响和后果的行为，应进行内部监督和责任追究。

其次，建立健全各项安全制度，包括针对环境安全和设施设备安全的定期检查制度，以及每日的安全检查巡查制度。加强对园舍、活动场地和设施设备的安全检查，落实各项安全防范措施，执行每日巡查制度，做好安全巡查记录，及时消除安全隐患。发现安全问题，应按要求及时准确上报有关信息。

再次，建立各项具体制度，包括消防安全制度、食品药品管理制度、婴幼儿接送制度、饮食睡眠安全、运动安全制度、交通安全制度以及保育人员行为规范制度，以防止婴幼儿受到体罚、虐待、歧视、和忽略等。同时，要做好各类事故的记录和上报工作。此外，还可以通过技术设防，如视频监控和报警系统等。托育机构应实施全封闭管理，报警系统确保24小时设防。

2. 各类突发事件应急管理制度

托育机构需要就以下三类突发事件制定应急预案。一是火灾和自然灾害类，如火灾事故应急预案、地震灾害应急预案；二是突发公共卫生事件类，食物中毒事件应急预案、传染病应急预案、踩踏事件应急预案等；三是突发安全事件类，如外来人员治安事件应急预案；以及托育机构其他突发事件，如停水停电等。为了更高效地开展工作，突发事件应急处置应遵循的五个原则：安全第一，生命至上；预防为主，制度保障；统一领导、分级负责；快速反应、协同应对；依靠科学，专业处置。一般应急预案可由以下四个方面构成：成立突发事件领导小组，责任落实到各部门各个人；可遵照执行的处置程序；日常安全工作要求；报告制度和责任追究制度等。各托育机构可以根据自身所处的区域、自然环境、周边环境和机构特点等制定不同突发事件预警机制或优先等级。

如何做到突发事件处置中的"快速反应、协同应对"，这需要制定各类突发事件应急演练制度和开展演练活动。再次强调人员培训是执行安全制度的关键，要做好突发事件的应急处置，需要一批训练有素的领导和员工，根据突发事件的情况，做出快速反应和分工协作。只有通过实地演练才能检验制度的可操作性，组织领导和分工协作的有效性，定期演练可以有效提升机构的应急处理能力。3岁以下婴幼儿自主移动能力较弱，托育机构更加需要加强对各种突发事件的应急演练，准确评估婴儿和幼儿移动到安全位置所需要的人员数量和时间，设置最优避险路径和方案，高效组织避险。

3. 托育机构急救指导手册

编制包括不同类型伤害事故的"托育机构急救指导手册"，规范各类伤害事件处置流程和方法，保证其科学性和有效性，并要求一线的照护人员懂得正确的操作方法，包括针对不同的伤害事件，如气管异物、窒息、溺水、各类中毒事故等的科学处理方法。针对不同原因导致的外伤处理的科学程序，如动物咬抓伤、烧烫伤、跌落导致的伤害等。有些资料中仍有错误的操作方法，比如有些托育机构的应急处理中提到"在伤口涂抹香油消炎消肿""流鼻血时让孩子仰头"等错误的处理方法。

4. 员工培训

人员培训是安全工作的核心要素,通过培训让全体员工学习和认同理解各项安全制度的内容,认识到这项工作的重要性,形成有序的分工协作机制。每个员工需要熟悉自己工作中涉及的健康与安全管理制度,履行好自己的职责。不仅是教师,办公室、后勤员工应都能理解并参与到托育机构的安全管理中。例如,一个班级的老师注意到其他班级中的危险因素,应该主动提醒,帮助解决。此外,要培训员工对安全事故的认识,知道在婴幼儿照护中,对于不同年龄的儿童、不同场景下可能发生的危险,知道伤害为什么会发生,以及如何预防。此外,全体托育从业人员应当掌握基本急救常识和防范、避险、逃生、自救的基本方法,并在定期进行的事故预防演练中熟悉这些方法。根据国际经验,每个班级应该有一名保育人员接受过急救培训并持有有效急救证书,保证班级中的常备状态。也就是说,如果这个人不在班级,应该有一位有类似资格证的人在场。

（二）日本保育机构的安全管理
1. 中央和地方政府的政策保障

2016年,日本政府颁发的关于保教机构安全的最新文件《关于教育·保育设施中的事故防止以及事故发生时的对策大纲》中,对教育保育设施中容易发生事故的场合及注意事项,事故发生后该如何对应给出了指导意见。比如,规定了事故的上报机制,特别是发生了死亡事故后,要在第一时间逐级上报给国家相关部门。针对临时托管等服务中出现的事故,根据修正后的《儿童福祉法》,其机构责任人有义务迅速将事故情况上报给地方主管部门。事故的上报制度加强了对事故的系统管理和问责制度,为事故预防和事后应对提供了有效保障。

地方政府可以根据国家的最新文件制定地方的安全管理文件。以横滨市为例,横滨市儿童青少年局于2019年印发了《事故预防与事故防止》手册,其中要求每个园所依据国家文件制定出本园所的"事故防止与对应手册",事前明确每个职工的职责,以便有效应对突发事件,并要求各园所定期就安全问题展开培训,让所有工作人员掌握手册内容,强化安全对策,保障在日常生活中都能按照基准行事。图6-3是横滨市在安全事故发生后的对应机制。如果事故已经发生,事后处理的流程参考如下:(1)及时发现受伤情况;(2)及时实施紧急救助;(3)立即联系家长;(4)详细记录事故状况;(5)让多名员工详细说明事故状况,做好记录(并且需要说明日常生活中园所实施的事故对策);(6)详细分析事故内容,重大事故的情况需要第三者的加入;(7)制定事故再防止对策,并向家长说明。横滨市开展了多次安全培训,要求市内所有保育设施都要掌握并遵守这个事故后的处理流程。另外,值得借鉴的是,为了做好安全事故后的整理和反省,要求把握好5个"W"和1个"H",即When(何时)、Where(何

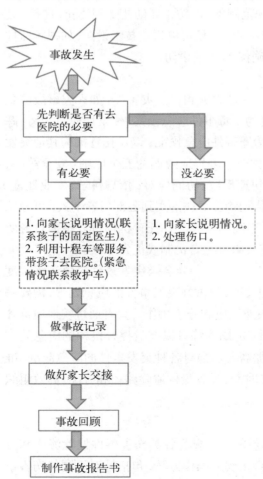

图6-3 横滨市保育机构事故发生对应体制
出自:横滨市《事故预防与事故防止》手册(2019)。

地)、Who(谁)、What(什么)、Why(原因)和How(如何)这六个关键词。

综上可见,日本非常重视保育机构的安全管理工作,日本从中央到地方政府,再到各教育保育机构都建立了相应的安全制度,设置了保育安全的三道防线。横滨市2019年颁布的《事故预防与事故防止手册》也成为日本地方政府颁发的示范性文件,该市的安全事故防范机制周全,值得借鉴。

2. 完善的事故数据库支持

日本政府在2004年就开始每年对保教机构的安全事故展开调查及分析,并将每一年的数据整理成《教育·保育设施中的事故报告统计》,公开在日本内阁府的官方网站上。除此之外,日本体育振兴中心的数据库也为日本安全事故平台的搭建发挥了重要的作用。该数据库共记录了2005—2018年间接受过灾害补贴的7 515件事故数据。检索系统中可以从"年份""学校种类""性别""事故发生场合""儿童使用的游戏器具"等类别进行检索。其中,"事故发生的场合"的子菜单中有"保育中""休息时间""课外指导"等多个选项,可见数据记录非常详细。该系统的数据检索十分便利,并能快速提供检索结果报告。可见,搭建安全事故数据平台,不仅有助于对事故进行精准管理,还提高了事故公布的透明度,也为开展事故预防提供了客观依据。

三、安全教育

针对婴幼儿进行安全教育,使婴幼儿也具备感知和回避危险的本能,对其实施健康和安全教育是提供生活技能和实现社会化的重要步骤。因此,托育机构应该根据婴幼儿的不同年龄特征,开发融入生活的健康和安全教育课程,培养婴幼儿对自身和他人的安全意识。安全教育是公民教育的一部分,它可以培养婴幼儿守护自己生命的能力,关心他人安全的能力,以及与人交往的能力。0~3岁是婴幼儿和家长构建信赖关系,即感受到自己被关怀以及人情温暖的重要阶段。只有自己被关怀了,才会在行动上关心自己以外的人的安全。因此,亲子之间的交流是培育婴幼儿安全能力的基石。

日本学者宫田认为,安全教育还是一种空间教育,"安全教育是指为了创设人与人之间,或是人与物之间能够舒适相处的空间,并让学习者去思考和行动而开展的一种教育"。安全教育不仅只是为了避开危险人物,还要学会关心身边的人,同时被身边的人关怀,只有这样才会给身边的人一种舒适的距离空间。因此,从本质上来说安全教育的本质就是"相互关心"。

为了更好地对婴幼儿实施安全教育,全日本私立幼儿园联合会编写和发行了《预防事故灾害的安全对应手册》,其中对安全教育的内容和方法提出了建议。

安全指导的内容具体包括"交通安全指导""地震火山等防灾指导""针对日常生活中游戏、玩具及用具使用的方法指导""针对洗手漱口等保健卫生的指导"以及"发现可疑人员,与婴幼儿对话时的指导"。以上的安全指导内容都被要求列入幼儿园的年度计划中,并且不能忽视不同幼儿之间的年龄差异与个人差异。

安全教育的方法有三点。首先,在"通过日常的游戏及生活进行指导"部分指出:安全教育指导不是单纯地向全体幼儿传达指示,或进行防灾演习,演习结束就意味着指导也就结束了。当然这样的避难训练是不可缺的,但是在日常的游戏和生活中,通过具体的情景持续展开指导更加重要。第二,让孩子掌握安全的生活方式。婴幼儿的行为是突发的,随着婴幼儿身心的发育,游戏活动也逐渐变得更加多样,因此会发生教师无法预测的危险情况。教师应当通过日常的指导,传递给孩子们游戏以及使用用具的正确方法,如不在走廊乱跑,不粗鲁对待朋友,以及不去危险场地等安全的生活方式。第三,在理解每一位婴幼儿的前提下进行指导。婴幼儿看似突发的行为中,肯定有其原因和婴幼儿自己的想法。教师不应该整齐划一地提醒全部的婴幼儿,而是要在理解了每一个婴幼儿的需求、兴趣、身体发育水平及能力的基础上进行一对一指导。

　　保障婴幼儿的健康和安全需要托育机构与家庭的共同努力,因此对家长的安全教育也非常重要。托育机构作为婴幼儿照护的专业机构应该对家长提供关于"儿童健康与安全管理"的指导,这将有助于婴幼儿形成一致的安全行为习惯,强化托育机构的服务效果。托育机构还可以向社区居民宣传维护婴幼儿健康与安全的重要性,这将有利于形成安全的社区环境。

第七章

托育机构的卫生保健

托育机构卫生保健工作的主要任务是贯彻预防为主、保教结合的工作方针,为集体婴幼儿创造良好的生活环境,预防控制传染病,降低常见病的发病率,培养健康的生活习惯,保障婴幼儿的身心健康。针对婴幼儿的照护服务应"以养为主,教养融合",维护婴幼儿健康是第一要务。组织好日常的卫生保健活动,开展常见疾病和传染病的防控工作,建立和完善托育机构的各项卫生保健制度都是托育机构卫生保健的重要内容。本章从托育机构卫生保健活动的组织实施、常见疾病与传染病管理、托育机构的卫生保健管理三个方面展开。

本章学习目标

1. 了解托育机构保育和保健活动安排的原则与要点;
2. 熟悉托育机构婴幼儿常见疾病的护理、预防,以及传染病管理措施;
3. 熟悉托育机构的各项卫生保健制度。

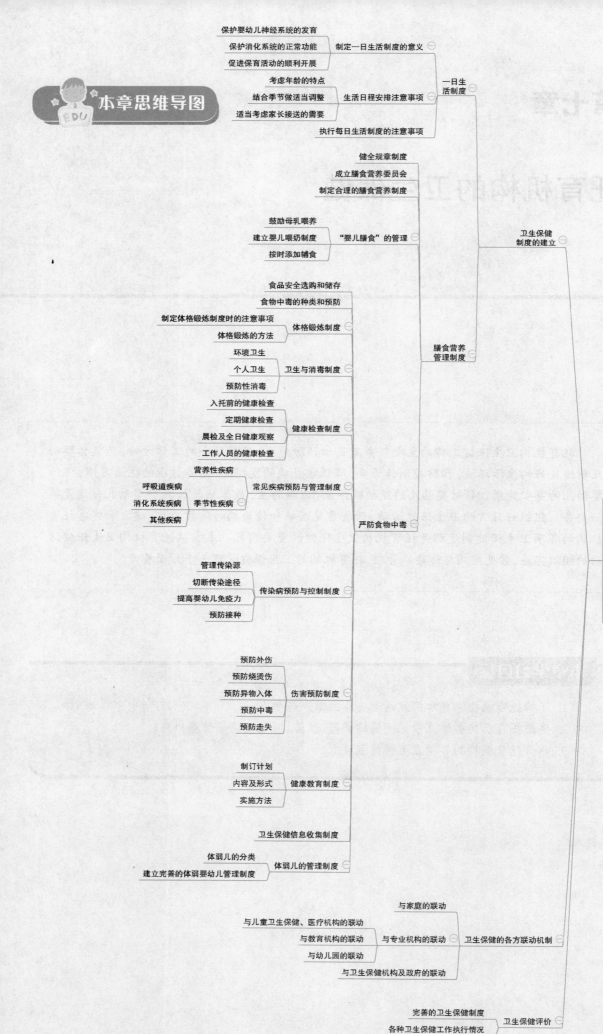

本章思维导图

保护婴幼儿神经系统的发育
保护消化系统的正常功能 —— 制定一日生活制度的意义
促进保育活动的顺利开展
考虑年龄的特点
结合季节做适当调整 —— 生活日程安排注意事项 —— 一日生活制度
适当考虑家长接送的需要
执行每日生活制度的注意事项

健全规章制度
成立膳食营养委员会
制定合理的膳食营养制度
鼓励母乳喂养
建立婴儿喂奶制度 —— "婴儿膳食"的管理
按时添加辅食
食品安全选购和储存
食物中毒的种类和预防 —— 膳食营养管理制度 —— 卫生保健制度的建立

制定体格锻炼制度时的注意事项
体格锻炼的方法 —— 体格锻炼制度
环境卫生
个人卫生 —— 卫生与消毒制度
预防性消毒
入托前的健康检查
定期健康检查
晨检及全日健康观察 —— 健康检查制度
工作人员的健康检查
营养性疾病
呼吸道疾病
消化系统疾病 —— 季节性疾病 —— 常见疾病预防与管理制度
其他疾病
严防食物中毒
管理传染源
切断传染途径
提高婴幼儿免疫力 —— 传染病预防与控制制度
预防接种

预防外伤
预防烧烫伤
预防异物入体 —— 伤害预防制度
预防中毒
预防走失

制订计划
内容及形式 —— 健康教育制度
实施方法

卫生保健信息收集制度

体弱儿的分类
建立完善的体弱婴幼儿管理制度 —— 体弱儿的管理制度

托育机构的卫生保健管理

与家庭的联动
与儿童卫生保健、医疗机构的联动
与教育机构的联动 —— 与专业机构的联动 —— 卫生保健的各方联动机制
与幼儿园的联动
与卫生保健机构及政府的联动

完善的卫生保健制度
各种卫生保健工作执行情况 —— 卫生保健评价

托育机构的卫生保健
- 托育机构卫生保健活动的组织实施
  - 托育机构一日保健活动
    - 一日保健活动安排原则
    - 一日保健活动实施
      - 健康检查及巡查
      - 生活保育与保健
        - 0~1岁
        - 1~2岁
        - 3岁（3~5岁）
  - 合理膳食的组织管理
    - 营养和良好饮食行为的重要性
    - 托育机构的膳食管理要求
      - 托育机构供餐环境要求
      - 托育机构供餐管理制度
    - 提供均衡营养
    - 培养良好的饮食行为
  - 身体活动的组织管理
    - 身体活动
      - 身体活动的意义
      - 身体活动和运动量
        - 婴儿期
        - 1~2岁儿童
        - 3~4岁儿童
      - 身体活动和运动的注意事项
        - 全面了解婴幼儿的健康状况
        - 针对性制订运动计划
        - 准备活动和整理活动
        - 运动过程中仔细观察
    - 游戏
      - 游戏的意义
      - 游戏活动的安排
        - 游戏的目标
        - 游戏的形式
        - 游戏的选择
      - 游戏活动中的保育
        - 做好游戏活动前的准备
        - 游戏活动中的保育
        - 游戏结束时的收整
- 托育机构婴幼儿常见疾病和保健
  - 常见胃肠道问题
    - 腹泻
      - 病因
      - 保健要求
    - 便秘
      - 病因
        - 饮食不足
        - 膳食结构不当
        - 习惯因素
        - 疾病因素
      - 保健要求
        - 每天定时排便
        - 养成良好的饮食习惯
        - 养成良好的生活习惯
        - 膳食纤维补充
        - 保健药物适当
    - 吐奶
      - 病因
      - 保健要求
  - 常见营养性疾病
    - 营养不良
      - 调整饮食
      - 加强护理
      - 定期检查
    - 缺铁性贫血
      - 筛查标准
      - 常见原因
      - 保健要求
        - 铁剂治疗
        - 饮食调整
        - 加强护理
    - 超重与肥胖
      - 筛查标准
      - 常见原因
      - 保健要求
        - 饮食管理
        - 行为指导
        - 分支主题
        - 运动管理
  - 五官保健
    - 眼及视力保健
      - 注意用眼卫生
      - 防止眼外伤
      - 预防传染性眼病
    - 耳及听力保健
      - 筛查标准
      - 保健要求
        - 日常护理
        - 及时就诊
    - 口腔保健
      - 筛查标准
      - 保健要求
        - 饮食习惯
        - 口腔清洁
        - 纠正不良习惯
- 托育机构婴幼儿常见疾病与传染病管理
  - 皮肤疾病
    - 湿疹
      - 避免接触可疑致敏原
      - 选择适宜的衣服
      - 注意日常照护
      - 冷暖应适宜
      - 加强饮食护理
    - 尿布疹
      - 尿布要勤换
      - 便后勤清洗
      - 皮肤暴露透气
      - 外用药膏处理
  - 托育机构的传染病管理
    - 控制传染病的三个环节
      - 控制传染源
      - 切断传播途径
      - 保护易感人群
    - 常见呼吸道传染病
      - 流感
      - 流行性腮腺炎
      - 水痘
      - 猩红热
    - 常见肠道传染病
      - 手足口病
      - 细菌性痢疾
      - 甲型肝炎
  - 婴儿猝死综合症

第一节 托育机构卫生保健活动的组织实施

托育机构是婴幼儿集体生活的地方,托育机构安全卫生的环境创设、照护人员的科学照护理念和实践都与婴幼儿的健康成长密切相关。应通过在托育机构中建立系统完善的卫生保健制度,确保婴幼儿保健的相关措施得到贯彻和落实,从而保证婴幼儿的身心发展。卫生保健制度包括一日生活制度、膳食营养制度、体格锻炼制度、卫生与消毒制度、健康检查制度、传染病预防与控制制度、常见疾病预防与管理制度、伤害预防制度、健康教育制度、饮用水卫生管理。

一、托育机构一日保健活动

婴幼儿生长发育所需要的营养、睡眠、运动、信息和刺激,都要在一日照护的过程中实现。创设清洁卫生、安全温馨、便于活动的生活环境,照护人员能够熟知婴幼儿的发育特点,观察了解婴幼儿的需要和情绪变化,给予关爱都是非常重要的。照护人员应当多与婴幼儿进行面对面、一对一的个别交流,有针对性地开展照护工作。尊重、顺应幼儿生理节律,加强生活护理,培养婴幼儿的自理能力。

(一)一日保健活动安排原则

托育服务是为3岁以下婴幼儿及其家长提供幼儿保育和科学育儿指导的服务。托育机构应当贯彻以保育为主、教养融合的原则,遵循婴幼儿生长发育和心理发展规律,创设适宜的养育环境,关爱幼儿,以幼儿发展为本,把幼儿的安全、健康和照护工作放在首位。建立健全卫生保健制度,配备卫生保健老师和照护人员,制定合理的幼儿生活制度,科学安排幼儿作息时间和进餐、睡眠、大小便、盥洗、游戏、活动等环节,各环节时间安排要相对固定。预防控制传染病,降低常见病的发病率,逐步培养幼儿良好的生活与卫生习惯,注重幼儿发展的整体性,促进幼儿身心健康发展。

(二)一日保健活动实施

1. 健康检查及巡查

托育机构应为每个婴幼儿建立健康档案,开展婴幼儿入托和定期健康检查工作。做好每日入托时的晨(午)检和全日健康观察,发现婴幼儿身体、精神、行为等异常情况时,及时处理并通知家长。保健老师主要负责晨(午)检工作,通过"一摸、二看、三问、四查"的方式,了解婴幼儿的健康状况。

"一摸"指摸婴幼儿的前额和手心,确定是否发烧(必要时可测体温);摸颈部、颏下、耳后有无淋巴结、腮腺肿大。

"二看"指看婴幼儿精神状态、面色、眼神是否异常;看皮肤有无皮疹、肿块;看肢体活动是否正常。

"三问"指询问家长,了解婴幼儿在家的饮食、睡眠、大小便等生活情况及精神状态、有无咳嗽等疾病症状以及有没有接触过传染病源。

"四查"指检查婴幼儿是否携带了有安全隐患的小玩具、小物品等。

根据晨检幼儿健康情况,做好分类标识。按照委托喂药制度,做好药品登记,并按照医嘱要求给婴幼儿喂药(不适用于新制度的托育机构)。婴幼儿在园期间,班级的照护人员要做好全日观察,及时发现婴幼儿的精神、活动、饮食、睡眠和大小便等异常情况,做好记录并联系保健老师尽早处置。

此外,对房屋环境、大型玩具、保育操作室、厨房或备餐间进行巡查,做好环境卫生、个人卫生和日常预防性消毒工作,发生传染病时按照相关管理制度做好上报和卫生消毒工作。

2. 生活保育与保健

在日常生活中做好保育和保健工作,是婴幼儿健康成长的基础。保育过程中的保健活动包括作息安排、用餐前后和用餐过程的卫生、如厕卫生和睡眠卫生等,根据婴幼儿的年龄、季节特点、在园时间等要素统筹安排幼儿的饮食、活动和休息,不同年龄婴幼儿的一日作息安排见表7-1。日常保育中要严格执行保育人员和婴幼儿的洗手制度,如饭前便后洗手、外出活动回来洗手等。检查和保持婴幼儿的身体整洁卫生,定时检查尿片,提醒婴幼儿去卫生间等。用餐卫生包括用餐前要求幼儿洗手、对食物过敏婴幼儿进行分餐和分桌,避免误食过敏性食物,引发过敏反应。餐后开展口腔保健,对于较大的幼儿可要求餐后漱口或刷牙。

表7-1　婴幼儿一日作息时间安排

年　龄	饮食次数	饮食时间间隔(小时)	活动总时间(小时)	睡　眠			
				白天(小时)		夜间(小时)	共计(小时)
				次数	持续时间(小时)		
0.5～1岁	5	4	2～3	2～3	2～2.5	10	14～15
1～1.5岁	4～5	4小时	3～4	2	1.5～2	10	12.5～13
1.5～3岁	4	4小时	4～5	1～2	2～2.5	10	12～13

良好的睡眠是婴幼儿生长发育的重要基础,也是婴幼儿一日生活正常运行的必要保障。在生后的前24个月,有13个月是睡眠时间,11个月是清醒活动时间。两岁以后,睡眠时间逐渐减少,清醒时间逐渐相对加长,白天一般睡眠一次,时间为2～2.5小时,可适当延长。2019年4月,世界卫生组织首次发布的《5岁以下儿童的身体活动,久坐行为和睡眠指南》中指出,0～1岁婴儿应保持14～17小时(0～3个月大)或12～16小时(4～11个月大)的优质睡眠,包括打盹。1～2岁幼儿应保持11～14小时的优质睡眠,包括打盹、有规律睡眠和唤醒时间。3～4岁幼儿应保持10～13小时的优质睡眠,可包括打盹、有规律的睡眠和唤醒时间。

每天应保持固定的作息时间,卧室的环境安静、舒适,光线较暗,室温稍低时,更有利于婴幼儿入睡和睡眠时肌肉放松,及关节的舒展。每天的睡前活动内容尽量保持一致,活动应平和,不在睡觉前开展容易让婴幼儿兴奋的活动或看电视。婴幼儿睡眠过程中如果醒来,照护人员应避免过多的干扰,让婴幼儿学会自我安抚和再重新入睡,养成独立入睡和不依赖的好习惯。如果婴幼儿不午睡或者午睡时间短,可以让婴幼儿从事安静的活动,不要强制幼儿入睡。培养婴幼儿自己穿脱衣服和鞋袜的能力,养成良好的睡眠习惯。婴幼儿睡眠过程中,照护人员做好巡视,观察婴幼儿有否异常情况,特别是要加强对婴幼儿睡眠期间的观察和记录,以及时发现问题和做好应对。

此外,根据婴幼儿年龄和季节特点,对婴幼儿的照护有一些普遍适用的规律、做法和注意事项。本书借鉴了日本保育士培训教材中的经验做法,以飨读者。

0～1岁

第一季度(1月～3月)

　　注意使用空调和湿度的关系,避免过于干燥;
　　留意孩子的皮肤状态,做好清洁和保湿;
　　向养育人传达规律生活的重要性;
　　注意检查玩具和道具的安全性。

第二季度（4月～6月）

注意环境变化对身体状态的影响,特别是睡眠中要做好检查工作;

检查室温、湿度和换气;

把握每个婴儿的健康状况、体质(过敏体质等)、发育情况,适当地做出适宜的环境调整;

认真做好与养育人的交流和信息沟通,把握准确的信息。

第三季度（7月～9月）

检查室温、湿度和换气;

保持婴儿皮肤的清洁(出汗、尿片和蚊虫叮咬等);

确保充分的水分摄入和补充;

考虑到空调的温度设定、室温,以及与外面的气温的平衡,让孩子有体验出汗的机会;

向养育人宣传夏季易发传染病、皮肤病,以及提醒生活中的注意事项等;

把握预防接种的情况,并提醒养育人。

第四季度（10月～12月）

把握每个孩子的体温调节能力,适当添加衣服和调节室温;

考虑到运动、游戏等体力活动量对身体的影响,创设既适合活动又适合安静休息的环境;

做好传染病预防(及时地应对鼻涕、腹泻和呕吐等症状,并及时与养育人做好沟通);

与保健医生、营养员等人员一起为身体不适的婴幼儿提供适宜的照护。

1～2岁

第一季度（1月～3月）

注意预防婴幼儿的肌肤干燥;调整室温和湿度;

注意周边的环境安全,让婴幼儿可以自主性地探索周边的事物;

形成孩子可以向照护人自由表达自己的痛苦、疲惫和困倦等不适状态的照护环境。

第二季度（4月～6月）

注意环境和道具的数量及放置的位置,避免引起婴幼儿之间的争执;

保证婴幼儿的衣服干净整洁、适宜于活动,了解孩子的生活习惯,做好与家庭的沟通,提供更好的照护;

避免因为环境不适应导致的事故,创设让婴幼儿感到心平气和的环境。

第三季度（7月～9月）

注意皮肤的清洁和护理(出汗、痱子、蚊叮虫咬等);

检查玩水和戏水池周边的环境安全;

防止中暑(戴遮阳帽、补充水分、活动时间、室温和湿度的管理);

注意补水的时间、量,以及和饮食的关系,向养育人传达必要的信息;

注意预防夏天容易爆发的传染病;

把握升班和新入园婴幼儿的健康状况,创设适宜的环境。

第四季度（10月～12月）

穿适宜于活动的衣服;

注意过敏体质婴幼儿的健康状态和皮肤的变化等；

把握婴幼儿预防接种的情况；

认真做好洗手、漱口和体温检测工作；

与保健医生、营养员等人员一起为身体不适的婴幼儿提供适宜的照护；

向养育者传达婴幼儿在园的生活节律、胃口、情绪和注意力等情况。

3岁（3～5岁）

第一季度（1月～3月）

注意预防婴幼儿的肌肤干燥，正确地洗手和擦拭，做好保湿护理；

通过加强户外活动，增强体质；

培养孩子在生活中注意安全和防范危险的意识。

第二季度（4月～6月）

注意环境和设施的安全性；

帮助孩子养成良好的刷牙和饮食习惯；

把握每个孩子的体质、既往病史和活动特点等；

与养育人沟通孩子使用电子产品（电视、手机和电脑等）的时间和生活节律等情况。

第三季度（7月～9月）

玩水和水池戏水前做好健康检查（体温、指甲、皮肤、眼睛充血、排便）；

掌握活动和休息的平衡，补充水分；

防止中暑（戴遮阳帽、补充水分、活动时间、室温和湿度的管理）；

预防活动中的事故（玩水、烟花），防蚊虫叮咬。

第四季度（10月～12月）

留意婴幼儿升班后的不适应；

教会孩子正确的刷牙方式，防止蛀牙；

培养孩子通过常洗手、漱口来预防疾病的意识；

让孩子自己有意识地在衣服脏了、活动或出汗等情况下穿脱衣服；

培养孩子参与活动的意识，懂得规律生活的重要性；

创造有利于发挥婴幼儿自我的能动性和关系他人的环境。

二、合理膳食的组织管理

（一）营养和良好饮食行为的重要性

营养过程是生命现象的一个重要组成部分。从生命开始，婴幼儿就要不断地从外界摄取各种营养素以维持生命和保证正常活动，促进生长发育。营养是保证婴幼儿生长发育和身心健康的重要因素，良好的营养可以促进体格生长和智力发育，而营养不足则可导致体重不增、生长迟缓，发生营养障碍和营养缺乏。吸吮、吞咽、咀嚼的一系列进食过程，需要口腔运动与呼吸运动、神经肌肉协调共同完成，而口腔运动的进一步发育可以促进婴幼儿进食技能的提升，同时与语言发育相关。进食过程有益于婴幼儿眼、手、口动作的协调发展，还可以培养婴幼儿独立能力，增强自信心。营养素、营养行为和营养气氛三者共同决定了个体的营养结局，而生长发育状况和健康水平是婴幼儿营养状况的综合体现。婴幼儿期是养成良好生活习惯和行为的重要时期,如洗手,吃各种健康食品。鼓励其健康的生活方式,是形成一生健康行为的重要阶段。

(二)托育机构的膳食管理要求

托育机构应严格执行有关食品安全的法律法规,建立健全各项食品安全管理制度和营养食谱。

1. 托育机构供餐环境要求

托育机构提供的餐饮、点心服务,必须符合托育机构提供餐点的卫生要求与操作流程,应有食品经营许可证。自行加工膳食的全日制托育机构应设不低于一定面积的厨房,并要有面积配比合理的加工场所和备餐间(如上海市规定厨房不得小于30 m²,其中加工场所,包括初加工、切配、烹饪等和备餐间分别不小于23 m²和7 m²)。不自行加工膳食但提供午餐的全日制托育机构,需向有提供中小学餐饮服务资质的企业购买供餐服务,并设一定面积的配餐间(上海市规定配餐间不低于8 m²)。用餐人数超过50人的,应该执行食品经营许可中关于幼托机构食堂的要求。半日制、计时制托育机构提供点心的,企事业单位、园区或商务楼宇自办托育点,且其用餐由本单位、园区或商务楼宇食堂提供的,应设不低于8 m²的配餐间。

2. 托育机构供餐管理制度

建立完善膳食的管理制度,确保每周向家长公示幼儿食谱,定期进行营养摄入量分析。根据0～3岁婴幼儿的生理需求,为婴幼儿制订膳食计划,编制营养合理、平衡的食谱,提供安全卫生、易于消化吸收、清淡可口、健康的膳食。提供全日制照护服务的托育机构,应当每周向家长公示婴幼儿食谱,定期计算和分析婴幼儿的进食量和营养素摄取量,保证婴幼儿合理膳食,促进婴幼儿生长发育。为婴幼儿提供的食品、各类食物每日参考摄入量和饮用水应当符合国家有关卫生标准和规范的要求,加强饮食卫生管理,食品应当留样48小时,确保食品安全。此外,应当做好食物过敏婴幼儿的登记工作,提供餐点时应当避免婴幼儿食物过敏。

(三)提供均衡营养

婴幼儿时期的营养对人一生的健康具有重要意义,摄入的营养素可供给婴幼儿生长发育所需的能量、合成和修补机体组织、维持正常的生理功能。婴幼儿所需的全面的营养,包括蛋白质、脂肪、碳水化合物、矿物质、维生素和水。蛋白质是人体生长所需要的主要原料,是人体结构的主要成分,能够增强抗病能力,摄入不足可明显影响各器官系统的发育。钙是骨骼生长的重要原料,对婴幼儿生长发育的作用举足轻重。合理安排婴幼儿喂养和营养,膳食品种多样化,提供均衡营养的膳食是保健措施的重要一环。婴幼儿每天的食物参考摄入量可以参考中国营养学会推荐的婴幼儿膳食平衡宝塔(表7-2)。

表7-2　婴幼儿各类食物每日参考摄入量

食物种类	0～6个月	7～12个月	13～24个月	2～3岁
谷　类	—	20～75克	50～100克	75～125克
薯　类	—	—	—	适量
蔬菜类	—	25～100克	50～150克	100～200克
水果类	—	25～100克	50～150克	100～200克
肉禽鱼	—	25～75克	50～75克	50～75克
蛋　类	—	15～50克 (至少1个蛋黄)	25～50克	50克

（续表）

食物种类	0～6个月	7～12个月	13～24个月	2～3岁
奶 类	母乳 （因母子特殊情况不能喂食母乳者应食婴儿配方奶）	继续母乳喂养，逐步过渡到谷类为主食，母乳700～500毫升	继续母乳喂养，逐步过渡到谷类为主食，母乳600～400毫升	350～500克
大豆（适当加工）	—	—	—	5～15克
烹调油	—	0～10克	5～15克	10～20克
盐	—	—	0～1.5克	＜2克

来源：中国0～3岁婴幼儿平衡膳食指南（中国营养学会妇幼营养分会，2016年）。
注：0～6个月纯母乳喂养，不需要额外补充水分。

（四）培养良好的饮食行为

为保障婴幼儿每天膳食平衡，需要注重喂养行为和饮食行为、喂养环境和饮食环境。注重进食交流，即在喂养或婴幼儿进食的过程中，照护人员应保持与婴幼儿的目光接触，面带微笑。采取积极的喂养方式，顺应喂养，照顾婴幼儿情绪，不强迫进食，以轻柔的语言鼓励进餐。婴幼儿阶段是培养良好饮食行为习惯的关键时期，良好饮食习惯将影响一生的健康。

保持饮食与运动平衡，户外活动有益于身心健康，婴幼儿超重肥胖问题日益严峻，应从小开始关注健康体重管理。坚持乳类的摄入，饮奶可以促进婴幼儿生长发育，同时引导正确选择零食，有益于婴幼儿健康；创造机会，让婴幼儿参与食物的选择与制作，将有益于增进其对食物的喜好，培养良好的饮食行为习惯。

三、身体活动的组织管理

根据婴幼儿不同月龄段的生理和心理发展特点，以及婴幼儿的个体差异和需要，应科学安排婴幼儿身体游戏类型、活动的时间、顺序和次数，注意动静结合、室内活动与室外活动结合。设置的活动应当有利于婴幼儿身心健康发展。活动方式应灵活多样，以个别、小组活动形式为主，集中统一活动时间不宜过长。以游戏为主要的活动形式，提供数量充足的、安全的、能满足多种感知需要的玩具材料。鼓励婴幼儿操作、摆弄、探索和交往，丰富婴幼儿的直接经验。

（一）身体活动

1. 身体活动的意义

身体活动可以促进婴幼儿生长发育，增强体魄，提高运动技能，培养孩子的进取心、自律、坚持和奋斗精神。团体活动和运动，有利于建立同伴关系。学会沟通、协调和配合，逐渐学会建立和保持友谊，形成团队概念和集体精神。身体活动对于婴幼儿的生长发育同样非常重要。世界卫生组织发布的《5岁以下儿童的身体活动，久坐行为和睡眠指南》中指出，5岁以下儿童要想健康成长，必须减少坐下来看屏幕，或被限制在婴儿车和座椅上的时间，应当获得更高质量的睡眠，并有更多的时间积极玩耍。在生命早期养成身体活动、减少久坐行为和良好睡眠的健康习惯，有助于塑造童年、青春期和成年期的健康生活习惯。婴幼儿增加身体活动，减少久坐时间，确保睡眠质量，将促进他们的身心健康，并有助于预防婴幼儿肥胖症及有益于此后一生的健康。在婴幼儿参加身体活动时，照护者要为其提供安全的环境，以免他们受到伤害或者意外。

2. 身体活动和运动量

（1）婴儿期。

每天多次以多种方式进行身体活动，特别是通过互动式的地板游戏。在精力允许的情况下可适当增加运动时间。对于尚不能自主行动的婴儿，每天在清醒时至少有30分钟的俯卧位伸展（肚皮时间）。"运动受限时间"，例如手推童车/婴儿车、高脚椅或缚在看护者的背上，每次不超过1小时。坐着时，鼓励与看护者一起阅读和讲故事。

1～2岁儿童：一天中，在各种强度的身体活动中花费至少180分钟，包括中等到剧烈强度的身体活动，时间长则更好。"运动受限时间"，例如手推童车/婴儿车、高脚椅或缚在看护者的背上，每次不超过1小时，也不可长时间坐着。对于1岁儿童，不建议有久坐不动的屏幕时间（如看电视或视频，玩电脑游戏）。2岁以上儿童，久坐不动的屏幕时间不应超过1小时，少则更好。坐着时，鼓励与看护者一起阅读和讲故事。

3～4岁儿童：在各种强度的身体活动中花费至少180分钟，其中至少包括60分钟的中等到剧烈强度身体活动，全天分布，多则更好。"受限时间"每次不超过1小时（例如手推童车/婴儿车），也不可长时间坐着。久坐不动的屏幕时间不应超过1小时，少则更好。坐着时，鼓励与看护者一起阅读和讲故事。

3. 身体活动和运动的注意事项

身体活动和运动对婴幼儿的生长发育起到良好的作用，前提是要根据婴幼儿的年龄特点和个体差异来安排活动的内容及方法，并做到循序渐进，持之以恒。通过做好运动前的准备、运动中的护理，以及运动后的观察，有利于保证活动的安全开展。

（1）全面了解婴幼儿的健康状况：体力活动前应根据婴幼儿的生理特点以及身体状况，合理安排运动。婴幼儿急慢性疾病期间，应暂缓或酌情减轻运动强度，缩短运动时间。

（2）针对性制订运动计划：活动前要启发婴幼儿对运动的兴趣，消除紧张情绪，使其能够以积极稳定的心态参与到运动中来。婴幼儿活动的动作幅度不宜过大，活动时间不宜过长，应有计划、有步骤地开展，并针对婴幼儿个体差异进行相应调整，使婴幼儿生理、心理上逐步适应。

（3）准备活动和整理活动：运动前做好充分的准备工作，通过准备活动，可以增加运动器官的灵活性，使机体逐步进入运动状态，保证安全。活动结束后，通过轻松的整理活动，使机体逐渐恢复至日常水平，避免引起不适。

（4）运动过程中仔细观察：通过观察婴幼儿在运动中的表现，来确定体力活动是否适合。当婴幼儿表现出精神不佳，面色苍白或绯红，呼吸过于急促，出汗量过多等不良反应，应暂停活动，及时采取措施。体力活动应以婴幼儿产生轻松愉快的感觉为宜。

（二）游戏

1. 游戏的意义

玩耍是童年生活的重要内容，是生长发育必须经历的过程。游戏是促进婴幼儿能力发展的重要方式，"玩中学、养中学和做中学"是促进婴幼儿早期发展的重要措施。婴幼儿自由地玩耍，玩沙子，摆积木，可以使婴幼儿获得丰富的感知体验和锻炼，对婴幼儿的体格、心理行为和社会能力发育，都发挥着不可替代的重要作用。玩耍和游戏能激发婴幼儿的主动性和创造性。在游戏中，婴幼儿通过接触不同的玩具学会形状、颜色、大小、数量等概念，学会识别植物、动物、人物等，增强婴幼儿的学习能力和语言能力，促进婴幼儿认知能力的发育。在玩耍中，可以帮助婴幼儿探索和了解周围的环境与事物，发挥想象力和创造力，增强自信心和适应能力。在团体游戏中，婴幼儿的自我意识和社会交往能力得到发展，这些都是社会性发展的构成要素。

2. 游戏活动的安排

（1）游戏的目标：游戏的组织和安排，要根据婴幼儿的年龄特点和发展水平，确定符合发展需要的活动目标。设定适宜的目标：既是略高于婴幼儿的现实发展，也是其经过努力能够达到的水平；既要考虑婴幼儿某一方面发展的需要，又要着眼于其整体发展的需要；既要考虑婴幼儿群体的水平，又要兼顾个体差异。

（2）游戏的形式：游戏的安排要科学、适度。游戏活动可以分为集体活动、小组活动和个别活动。0～1岁，适合一对一的游戏互动；1～2岁，仍然以一对一的活动为主，可适当增加小团体的活动；2～3岁，可增加集体活动，同时要兼顾幼儿个体的需求。活动的安排要注意动静交替，集体活动和分散游戏相结合，时间不宜过长，在集体活动中可以穿插一些自由放松的活动。既要防止内容单一、形式单调，又要防止花样过于繁多、任务过重。根据婴幼儿年龄的不同来确定游戏活动时间的长短，并根据季节的不同适当安排室内或室外活动。

（3）游戏的选择：游戏方案的选择应适合婴幼儿年龄，如果婴幼儿已经接近某年龄段的上限，可以考虑下一个年龄段的游戏方案。如果婴幼儿已经能完成他们所在年龄组的游戏活动，可以尝试下一个年龄组的游戏方案。选择的游戏方案应该适合婴幼儿能力，照护者应在游戏活动中学会观察婴幼儿的需要，及时回应婴幼儿。

3. 游戏活动中的保育

游戏活动中照护人员应密切配合，组织好各个活动之间的过渡衔接，做好保育工作，促进各项游戏活动顺利开展。

（1）做好游戏活动前的准备：准备玩具和活动材料，数量要充足，做到人手一个并有余，婴幼儿可以自由玩耍和交换。场地安排要安全、宽敞，地面平坦清洁。活动分区合理，避免不同游戏分组之间相互干扰。

（2）游戏活动中的保育：婴幼儿的有效活动是以个体活动为主，需要照护人员的积极参与和引导，关注到每个婴幼儿的状态，随时了解每个孩子的需求，及时给予回应，并在双方的互动中促进婴幼儿的学习与发展。其中，可适当安排自由活动、婴幼儿引导的活动和教师引起的活动的时间。

游戏活动的过程中，要注意环境的安全和卫生，避免滑倒、碰撞和磕碰。注意婴幼儿之间的争抢和矛盾，促进婴幼儿和谐共处。

（3）游戏结束时的收整：分类整理玩具，指导婴幼儿参与收拾摆放玩具，培养幼儿良好的生活习惯。

第二节 托育机构婴幼儿常见疾病与传染病管理

婴幼儿阶段是生长发育较快的时期，所需要的热量和各种营养素相对高，但是消化道的吸收功能相对还不够成熟，身体各器官处于发育完善的过程中，抵抗力也相对低下，容易发生各种常见营养性疾病和感染性疾病。托育机构的卫生保健工作：一是要做好常见疾病和传染性疾病的预防；二是要做好发病后的处理，特别是出现传染性疾病后的处置，阻断疾病扩展，保护婴幼儿生命安全。

一、托育机构婴幼儿常见疾病和保健

托育机构应制定常见疾病预防与管理制度，开展健康教育普及卫生知识，定期开展婴幼儿眼、耳、口腔保健及筛查诊治，对贫血、营养不良、肥胖等进行登记管理，重视婴幼儿心理行为保健。通过健康教育、喂养指导和药物治疗等干预措施，对患有营养性疾病的婴幼儿进行管理，及时矫正其

营养偏离,促进婴幼儿身心健康成长。

(一)常见胃肠道问题

1. 腹泻

3岁以下婴幼儿由于其消化系统未成熟,防御感染功能差,而生长较快,使消化道负担重,经常会出现腹泻。一些婴幼儿在上呼吸道感染时,肠蠕动功能不规则,也会出现腹泻。腹泻也是婴幼儿营养不良的主要原因之一。腹泻致死的主要原因是脱水,因此给腹泻患儿补充充足的液体至关重要。

从婴幼儿大便的性状可以初步判断腹泻的原因,大致可以分为三类问题,包括生理性、消化不良和感染性腹泻(见表7-3)。

表7-3 不同病因导致腹泻时的大便性状

类　别	大　便　性　状	可　能　问　题
生 理 性	绿色带少量黏液,便次增多	肠蠕动亢进,见于饥饿时
消化不良	泡沫多,有灰白色的皂块样物	脂肪消化不良
	味酸臭,泡沫多	碳水化合物(糖类)消化不良
	味甚臭、不成形	蛋白质腐败作用增加
感 染 性	绿色或黄色,蛋花汤样	饮食不当或感染所致
	稀水样、次数频	疾病性肠炎
	腥臭、黏液多,或带浓血	细菌感染,如痢疾与肠炎

保健要求:

(1)合理调整饮食。不宜马上禁食,在腹泻大量丢失水分的情况下,禁食会加重脱水和酸中毒,如进食少,宝宝处于饥饿状态会引起肠蠕动增快和肠壁消化液分泌过多,从而加重腹泻。母乳喂养的可暂停添加辅食,非母乳喂养的可改喂脱脂或稀释的牛奶或米汤,好转后再过渡到正常饮食。

(2)注意腹部保暖。可用毛巾包裹腹部或热水袋热敷腹部,以减少肠蠕动,同时让宝宝多休息。

(3)不滥用抗生素。水样大便多为病毒或非侵袭性细菌所致,不必服用抗生素,可选用双歧杆菌制剂、乳酸菌素片等。黏液浓血便多为侵袭性细菌感染所致,应针对病原选用抗生素。

(4)喂药注意事项。微生态制剂如双歧杆菌、乳酸菌等,能调节、恢复肠道微生态环境。因为是活菌制剂,切不能用热水送服,也不能与抗生素同服。中西药最好分开服用。

(5)保持肛门清洁。每次大便后用温水清洗臀部,如肛周发红,可涂抹鞣酸软膏,防止出现尿布疹及继发感染。

2. 便秘

便秘是指因大肠运动缓慢,水分吸收过多,造成大便干燥硬结,排泄困难。主要以大便的坚硬度以及排便难易度,而非大便的次数多少来确定,有些婴幼儿每2~3天排一次大便也可以,是正常的。因为小儿肠胃尚未发育成熟,所以便秘治疗不得当会严重影响小儿的健康。小儿便秘有以下四个原因:

(1)饮食不足:进食太少的时候,大便也随之减少。长期饮食不足,可致营养不良,腹肌和肠肌瘦弱,蠕动无力,引起顽固性便秘。

(2)膳食结构不当:这与大便的性状密切相关,如果食物中蛋白质含量过高,会使大便呈碱性、干燥,次数减少;食物中含钙多也会引起便秘,如牛奶中含钙较多,因此以牛奶喂养的小儿较母乳喂养者发生便秘的机会更多,这也是人们认为喂食奶粉易"上火"的原因;摄入高脂肪、高胆固醇的食品，膳食纤维不足，这样会造成肠胃蠕动缓慢，消化不良，食物残渣在肠道中停滞时间过久，从而引起便秘。

（3）习惯因素：由于生活没有规律或缺乏定时排便训练，或个别小儿因突然环境改变，均可出现便秘。

（4）疾病因素：如肛裂、肛门狭窄、先天性巨结肠等也可引起便秘。此外，便秘还与遗传和体质因素有关。

保健要求：

（1）每天定时排便。月龄较大婴幼儿每天按时坐盆排便，以养成良好的排便习惯。

（2）养成良好的饮食习惯。饮食多样化，少吃生冷食物，食量不能过少，食物不能过于精细，应富含纤维素。

（3）养成良好的生活习惯。精神上避免持续高度的紧张状态，紧张、睡眠不足均可引起便秘。

（4）膳食纤维补充。吃配方奶的婴幼儿，辅食中可适当增加蔬菜、谷物等富含纤维的食物，以防大便过干过硬造成便秘。

（5）保健药物适当。避免长期使用引起便秘的药物，如葡萄糖酸钙、碳酸钙等。

此外，用按摩腹部的方法可以解除便秘症状，具体的方法：成人用手掌顺时针方向按摩孩子的腹部，以手压下去肚皮下陷一厘米为宜，太轻达不到效果，每日1～2次，每次按摩3分钟，可促进肠蠕动，有利于排便。

3. 吐奶

小儿吐奶可分为生理性吐奶和病理性吐奶，婴儿期吐奶大部分为生理性吐奶。常见的吐奶原因如下：

（1）小儿的胃呈水平状，胃容量较小（出生时为25～50 ml，生后第10天增加到100 ml，6个月后为200 ml，1岁以后可增加至300～500 ml）。贲门括约肌发育不完善，较松弛，闭锁功能差，而幽门相对较紧。

（2）喂奶量过多，喂时速度太快、太急。

（3）宝宝吞咽动作过快或喂奶时奶液没有填满奶嘴，造成宝宝吸入大量空气，从而引起打嗝、溢奶、吐奶或放屁。

保健要求：

（1）采用合适的喂奶姿势。尽量抱起宝宝喂奶，让孩子的身体处于45度左右的倾斜状态。

（2）帮助排出空气。喂奶后不宜马上给宝宝换尿布、洗澡等，可将其竖直抱起靠在肩上，轻拍宝宝后背，让他通过打嗝排出吸奶时一起吸入胃里的空气。

（3）合理喂奶。喂奶量不宜过多，间隔时间不宜过短。

（4）喂奶后体位。不要立即平躺，应将头部垫高，以防溢奶引起窒息。孩子吐奶之后，如果没有其他异常情况，一般不必在意，不会影响宝宝生长发育。宝宝吐的奶可能呈豆腐渣状，那是奶与胃酸起作用的结果，也是正常的，不必担心。如果宝宝呕吐频繁，且吐出呈黄绿色、咖啡色液体，或伴有发烧、腹泻等症状，则应该去医院检查。

（二）常见营养性疾病

1. 营养不良

筛查标准：以体重/年龄、身长（身高）/年龄和体重/身长（身高）为评估指标，测量值低于中位数减2个标准差为低体重、生长迟缓和消瘦。

常见原因：早产、低出生体重儿或小于胎龄儿；喂养不当，如乳类摄入量不足，没有及时或适当地进行食物转换，偏食和挑食；反复呼吸道感染和腹泻等。

保健要求：

（1）调整饮食。选择容易消化且营养丰富的食物，牛奶、蛋类、瘦肉、鱼、豆制品、植物油及碳水化合物等为主，以及新鲜水果和蔬菜。食物烹调注意色、香、味，以增进食欲。少食多餐，米面搭配，荤素搭配，保证进食量，供给足够的热能、蛋白质和微量营养素。纠正不良饮食习惯。

（2）加强护理。合理安排生活作息制度，保证充足睡眠，早睡晚起。户外活动应适当，活动量适中，及时擦汗、增减衣服。增强体质，预防感染。

（3）定期检查。监测幼儿的体重、身高增长情况，掌握其生长趋势，并反馈给家长，若有问题则及时就医进一步诊治处理。

2. 缺铁性贫血

筛查标准：由于体内缺乏足够的铁，导致血红蛋白合成减少。血红蛋白小于110 g/L，白细胞总数正常，血小板总数正常。

常见原因：先天储铁不足，如早产、多胎等；铁摄入量不足，未及时添加含铁丰富的食物；婴儿生长发育过快，铁的需求量增加；铁的吸收障碍，如食物搭配不合理和慢性腹泻等；因疾病造成铁的丢失过多。

保健要求：

（1）铁剂治疗。遵照医嘱，配合口服铁剂药物的干预治疗。铁剂应在餐间服用，减少对胃黏膜的刺激，又利于吸收。定期检测血红蛋白，观察治疗效果。

（2）饮食调整。选择优质蛋白质及含铁丰富的食物，增加血红素铁摄入，血红素铁的主要来源是动物性食物，如肝脏、动物血、红肉等；保证铁摄入的同时，补充适量优质蛋白质；提供新鲜蔬菜和水果，增加维生素C，促进铁吸收，提高膳食铁的生物利用率。荤素同食，减少过粗纤维食物如韭菜、芹菜等。纠正偏食、挑食等不良饮食行为。

（3）加强护理。适当进行户外活动和体育锻炼，每天1～2小时，增强体质，减少感冒。

3. 超重与肥胖

筛查标准：以体重/身长（身高）为评估指标，测量值大于等于中位数加1个标准差为超重，大于等于中位数加2个标准差为轻度肥胖，大于等于中位数加3个标准差为中重度肥胖。

常见原因：过度喂养和进食，膳食结构不合理；运动量不足及行为偏差，如外出就餐或外卖过多、屏幕时间过长、睡眠不足等；遗传因素。

保健要求：

（1）饮食管理。控制高热量食物摄入，0～2岁儿童生长速度快，提倡适量脂肪、适量糖类，尽量避免饮用含糖饮料，同时保证摄入优质蛋白质。鼓励肥胖婴幼儿多吃体积大而热能低的蔬菜类食品；树立健康的饮食理念，通过营养教育，使肥胖婴幼儿及其家长了解信号灯食品的概念，科学选择食物。

（2）行为指导。指导婴幼儿放慢进食速度，细嚼慢咽，使每餐时间不至于过短，一般进食15分钟后，机体就会产生饱腹感，避免过度摄食；培养良好的饮食习惯，如避免晚餐过饱、不吃夜宵、少吃零食、减少外出就餐次数及外卖食物次数、每天按时吃早餐等。

（3）运动管理。采用游戏活动与运动相结合的方式，增加活动的趣味性；运动应循序渐进，不宜操之过急，活动量以运动后轻松愉快、不感到疲劳为原则；每天进行各种强度的身体活动至少180分钟，其中至少包括60分钟的中等强度身体活动，全天均匀分布为宜。

（三）五官保健

1. 眼及视力保健

筛查标准：1～3岁儿童通过眼外观、眼球运动检查等，来评估婴幼儿有无视力障碍和眼位是否异常。早期可能的异常情况包括眼红、畏光、流泪、分泌物多、眼位偏斜或歪头视物、不能追视、视物距离过近或眯眼、暗处行走困难等。

保健要求：

（1）注意用眼卫生。经常到户外活动，每天不少于2小时。培养良好的用眼卫生习惯，在良好的照明环境下看书、游戏。持续近距离注视时间每次不宜超过30分钟，操作各种电子产品时间每次不宜超过20分钟，每天累计时间不超过1小时。2岁以下儿童避免操作各种电子产品。合理营养，平衡膳食。

（2）防止眼外伤。不在具有危险的场所活动，活动场所不要放置锐利器械、强酸强碱等有害物品，注意玩具的安全性。幼儿眼睛异物，或眼球扎伤、撞伤，要及时到设有眼科的医疗机构就诊。

（3）预防传染性眼病。教育和督促婴幼儿经常洗手，不揉眼睛。发现有传染性眼病的婴幼儿应立即隔离，及时就医处理，防止疾病传播蔓延。

2. 耳及听力保健

筛查标准：通过耳外观检查、听觉行为观察，以评估婴幼儿有无耳及听力障碍。

1～3岁儿童可能的异常表现：

1岁：对近旁的呼唤无反应、不能发单字词音；

2岁：不能按照成人的指令完成相关动作、不能模仿成人说话（不看口型）或说话别人听不懂；

3岁：吐字不清或不会说话、总要求别人重复讲话、经常用手势表示自己的主观愿望。

保健要求：

（1）日常护理。正确喂奶，防止呛奶。溢奶或吐奶时应当及时、轻柔清理；不要自行为婴幼儿清洁外耳道，避免损伤；为婴幼儿洗澡时防止呛水和耳进水；保持环境安静，避免强声或持续的噪声环境，不使用耳机；避免婴幼儿头部外伤和外耳道异物。婴幼儿患腮腺炎、脑膜炎等疾病，应当注意其听力变化。

（2）及时就诊。有下列情况，应及时就诊：婴幼儿耳部及耳周皮肤的异常；外耳道有分泌物或异常气味；有拍打或抓耳部的动作；有耳痒、耳痛、耳胀等症状；对声音反应迟钝；有语言发育迟缓的表现。

3. 口腔保健

筛查标准：通过面部检查、牙齿萌出、口腔黏膜检查，来评估婴幼儿有无牙齿发育异常和龋齿。

保健要求：

（1）饮食习惯。减少每天吃甜食及饮用碳酸饮品的频率，预防龋病的发生；进行咀嚼训练，进食富含纤维、有一定硬度的固体食物；培养规律性的饮食习惯，注意营养均衡。

（2）口腔清洁。每次进食以后，应指导、照顾幼儿饮水，维持口腔清洁。牙齿萌出后，家长应当用温开水浸湿消毒纱布、棉签或指套牙刷轻轻擦洗婴儿牙齿，每天1～2次。多颗牙齿萌出后，家长可选用婴幼儿牙刷为婴幼儿每天刷牙2次。

（3）纠正不良习惯。婴幼儿期尽量不用安抚奶嘴；纠正吮指、咬唇、吐舌、口呼吸等不良习惯。

（四）皮肤疾病

1. 湿疹

婴儿湿疹又称"奶癣"，是常见的一种过敏性皮肤病，多在生后2～3个月发病，1岁以后逐渐好转。湿疹多呈对称性分布，好发于前额、脸颊、下颌、耳后等处，严重时会扩展到头皮、颈、手足背、四肢关节、阴囊等处。病因尚不明确，但与婴幼儿的个人体质密切相关，如过敏性体质。

保健要求：

（1）避免接触可疑致敏原。如尘螨、霉菌、动物羽毛或皮屑、花粉、牛奶、鸡蛋、海产品等。

（2）选择适宜的衣服。内衣应宽大，并用纯棉制品，尽量不穿真丝、纯毛及化纤制品。

（3）注意日常照护。搔抓、摩擦、肥皂洗、热水烫及不适当的外用药刺激常使湿疹加重，应予避免。小婴儿无自理能力，为防止其搔抓，应剪短指甲。

（4）冷暖应适宜。过热会增加痒感，并使湿疹加重，所以不要给患儿穿过多的衣服，夜间也不要盖得太厚，原则上患儿要比母亲穿得少。

（5）加强饮食护理。在湿疹发作期间，饮食宜清淡，少吃鱼、虾、蟹等高蛋白质及辛辣食物，以免加重病情。

2. 尿布疹

尿布疹常常发生在湿尿布覆盖区，包括外生殖器、会阴、臀部、腹股沟和大腿上部内侧甚至肛门附近，患处皮肤有红色斑点状疹子，可伴有渗出液及糜烂。孩子患尿布疹时常表现为爱哭闹、烦躁不安，睡不踏实。尿布疹的形成原因是潮湿的皮肤互相摩擦，或正常皮肤长期受湿尿布刺激而引起。因小便中的尿素被细菌分解产生氨，皮肤受氨的刺激而发生皮炎。小婴儿皮肤细嫩，更易发生尿布疹。

保健要求：

（1）尿布要勤换。一定要为小儿选用适当的布尿布或高质量的纸尿裤，这是减少尿布疹发生的重要因素之一。

（2）便后勤清洗。每次大小便后，必须将局部用温水洗净、吸干，清洗臀部时避免使用刺激性肥皂；洗完不要扑粉，以免与尿便结块而对小儿的皮肤造成刺激。

（3）皮肤暴露透气。气温或室温不低时，可将臀部暴露于空气或阳光之下，每次10～20分钟，1日2～3次。

（4）外用药膏处理。尿布疹未脱皮溃烂，可外涂鞣酸软膏；已脱皮溃疡有渗出的，可涂氧化锌油或雷锌软膏以吸收渗出物。

二、托育机构的传染病管理

婴幼儿自身免疫功能尚未发育成熟，抗感染的能力较弱，容易患各种感染性疾病和传染性疾病。因此，在托育机构应建立传染病预防与控制制度，做好传染 病防控管理。加强健康教育宣传，进行预防接种证查验，配合做好预防接种工作。制定传染病疫情及相关突发公共卫生事件报告和处置、日常预防性消毒、因病缺勤缺课登记报告、疑似传染病病例隔离、传染病疫点消毒、日常和传染病流行期间晨午检和全日健康观察，以及痊愈幼儿返园证明等工作的管理制度和相关预案，并按照要求规范执行。明确传染病疫情报告人，发现传染病病人或疑似传染病病人 要早报告、早治疗，相关班级要重点消毒管理。做好机构内环境卫生、各项日常卫生和消毒工作。

（一）控制传染病的三个环节

1. 控制传染源

对传染病患儿做到早发现、早诊断、早报告、早隔离、早治疗。当托育机构发现疑似传染病病例时，应当及时带幼儿至隔离观察室，对患儿采取有效的隔离控制措施。隔离观察室内环境、物品应当便于实施随时性消毒与终末消毒，控制传染病在机构内暴发和续发。

2. 切断传播途径

根据各种传染病的不同传播途径，采取不同的防御措施。对疑似患儿接触过的环境和物品做好随时性消毒与终末消毒。

3. 保护易感人群

加强晨午检和全日健康观察，采取必要的预防措施，保护易感婴幼儿。对发生传染病的班级按要求进行医学观察,医学观察期间该班与其他班相对隔离,不并班,不串班,不办理入托和转园手续。

(二)常见呼吸道传染病

1. 流感

流行性感冒,简称流感,是由流行性感冒病毒(简称流感病毒)引起的急性呼吸道传染病,临床表现较普通感冒重。

防控措施:

(1)加强检疫,早期发现患儿,及时隔离。

(2)开窗通风,空气消毒。接触物品终末消毒。

(3)发病班级医学观察7天,观察幼儿有无高热、寒战、全身肌肉酸痛、乏力等表现,发现后及时隔离。检疫班物品与其他班级分开使用消毒。及时接种流感疫苗。培养良好卫生习惯,加强体格锻炼、增加营养以增强体质。

2. 流行性腮腺炎

流行性腮腺炎是由腮腺炎病毒引起的急性呼吸道传染病,以腮腺的非化脓性肿胀和疼痛为特点的炎症。

防控措施:

(1)患儿立即隔离,至腮腺肿消退后一周。

(2)开窗通风,空气消毒。接触物品终末消毒。

(3)发病班级医学观察21天,观察婴幼儿有无发热、腮腺肿大,发现后及时隔离。检疫班物品与其他班级分开使用、消毒,及时接种麻疹减毒活疫苗。

3. 水痘

水痘是由疱疹病毒引起的急性呼吸道传染病,以同一时期出现斑疹、丘疹、疱疹和结痂为特征。

防控措施:

(1)患儿立即隔离,至旧痘结痂无新痘出现。

(2)开窗通风,空气消毒;接触物品终末消毒;加强毛巾、玩具、食具、内衣、被褥、席子等的消毒。

(3)发病班级医学观察21天,观察婴幼儿有无发热、皮疹出现,发现后及时隔离。检疫班物品与其他班级分开使用、消毒,及时接种水痘减毒活疫苗。

4. 猩红热

猩红热是由β-溶血性链球菌引起的急性呼吸道传染病,主要表现为发热、咽峡炎、全身弥漫性鲜红色皮疹和疹后脱屑。

防控措施:

(1)患儿立即隔离治疗。

(2)开窗通风,空气消毒;接触物品终末消毒;加强毛巾、玩具、食具、便器、被褥、席子等的消毒。

(3)发病班级医学观察7天,观察婴幼儿有无发热、咽喉炎症或扁桃体症状,发现后及时隔离。检疫班物品与其他班级分开使用、消毒。注意皮肤卫生,防止皮肤感染。

(三)常见肠道传染病

1. 手足口病

手足口病是由柯萨奇病毒等多种肠道病毒感染引起的急性传染病,表现为发热,口腔黏膜、手足掌散在疱疹。

防控措施：

（1）患儿立即隔离，至皮疹结痂后1周，或自发病之日起2周。

（2）开窗通风，空气消毒。接触物品终末消毒。加强毛巾、玩具、食具、便器、门把手、扶手、桌面等的消毒。

（3）发病班级医学观察14天，观察婴幼儿有无发热、手足疱疹等症状，发现后及时隔离。检疫班物品与其他班级分开使用、消毒和存放。食具先消毒，后清洗，再消毒。培养婴幼儿养成良好的个人卫生习惯，正确洗手。

2. 细菌性痢疾

细菌性痢疾是由痢疾杆菌引起的肠道传染病，主要表现为发热、腹痛、里急后重和黏冻脓血便。

防控措施：

（1）患儿立即隔离，规范治疗后粪便检查阴性，并获得相关医疗证明方可解除隔离。

（2）接触物品终末消毒。特别加强食具、毛巾、杯子、玩具、厕所、便器，以及可疑病人的吐泻物等的消毒。

（3）发病班级医学观察7天，观察婴幼儿有无发热、大便异常等情况，发现后及时隔离。检疫班物品与其他班级分开使用、消毒和存放。食具先消毒，后清洗，再消毒。培养婴幼儿养成良好个人卫生习惯，正确洗手。

3. 甲型肝炎

甲型肝炎是由甲型肝炎病毒引起的肠道传染病，主要表现为疲乏、食欲减退、肝脾肿大等。

防控措施：

（1）患儿立即隔离，规范治疗后连续3次肝功能检查正常，并获得相关医疗证明方可解除隔离。

（2）接触物品终末消毒。特别加强食具、毛巾、杯子、玩具、厕所、便器，以及可疑病人的吐泻物等的消毒。

（3）发病班级医学观察45天，观察婴幼儿精神、食欲、小便颜色有无异常等，发现后及时隔离。检疫班物品与其他班级分开使用、消毒和存放。食具先消毒，后清洗，再消毒。指导婴幼儿注意饮食卫生，正确洗手。及时接种甲型肝炎减毒活疫苗或灭活疫苗。

三、婴儿猝死综合征

婴儿猝死综合征（sudden infant death syndrome，SIDS）不是某种单纯的疾病，而是用来表述1岁以下婴儿突然死亡，并经全面医学调查和法律调查（包括尸体解剖）都无法确定死因的现象。SIDS通常没有任何征兆就突然发生，给家庭带来巨大的痛苦和打击。SIDS还被称为"摇篮死"，是1岁以下婴儿死亡的首要原因。因为大部分猝死发生在宝宝入睡期间，通常在晚上10点到早上10点；但婴儿猝死也不只发生在夜间，托育机构午睡期间也是SIDS的高发时段。

2000年发表在美国《儿科学》（Pediatrics）杂志上的一项研究指出，20%的婴儿猝死发生在托育机构。如果考虑到婴幼儿在托育机构睡觉的时间比居家少很多，这个比例就显得非常高了，应该引起充分的重视。目前此病症的原因还没有定论，也没有系统的预防方法。加拿大联邦政府保健部就SIDS的预防要点给出了相关建议：

（1）1岁之前尽量让孩子保持仰面的睡姿。调查显示趴着睡觉将增加婴儿患SIDS的发病率。注意婴儿睡眠时应选择平坦并且有硬度的地方。

（2）坚持母乳。母乳喂养益处多，尤其在SIDS预防上也有效果。

（3）保证适宜的室内温度，避免温度过高。以室内大人穿的衣服厚度为准，避免过度保暖。时刻关注孩子脖子后方是否有湿汗，视情况增减衣物。

（4）保证禁烟环境。吸烟是引发SIDS的危险因子，如果母亲在孕期吸烟，会引起婴儿体重增长缓慢，并且对呼吸中枢也有负面影响，因此保证无烟环境很重要。

同时，婴儿床上应整洁平整，床单固定在床垫上，床上不要堆放物品，如枕头、毛绒玩具等，也有助于预防SIDS。

| 第三节 | 托育机构的卫生保健管理

建立和完善各项卫生保健制度是保障托育机构的卫生保健工作有序、规范开展的重要保障。此外，托育机构要依托各层级的医疗卫生机构、医务工作者和学术研究机构的专家团队，建立多方的联动机制，并与家长充分沟通和密切合作，保证婴幼儿健康。最后，要对托育机构保健工作进行系统评价，发现问题和不足，不断提高托育机构的卫生保健水平。

一、卫生保健制度的建立

卫生保健制度是保障婴幼儿健康成长，防止和控制疾病在托育机构的发生和传播的基本措施。托育机构的卫生保健制度涉及一日生活制度、膳食营养制度、体格锻炼制度、卫生与消毒制度、健康检查制度、常见病预防与管理制度、传染病与控制制度、伤害预防制度、健康教育制度、卫生保健信息收集制度及体弱儿管理制度等。

（一）一日生活制度

合理的每日生活日程须根据婴幼儿的年龄特点，把内容和时间安排做到既有限定又有弹性，保证婴幼儿在原有水平上得到良好发展。在日复一日的共同生活中，教师应引导婴幼儿有规律地生活，养成良好的作息习惯。托育机构通过生活制度使得婴幼儿在生活与休息、室内活动与户外活动量保持总体平衡。一日生活的主要内容包括入园（晨检）、进餐、午睡、盥洗、如厕、游戏与户外活动、离园等（见表7-4）。

表7-4 婴幼儿一日作息表

乳儿班6～12个月	
7：30—8：00	入托、晨检
8：00—8：30	换尿布、喂奶（辅食）
8：30—9：30	活动（试听训练、游戏、做操、户外散步等）
9：40—11：40	换尿布、第一次睡眠
11：40—12：10	喂奶（辅食）
12：10—13：10	安静活动
13：20—15：20	换尿布、第二次睡眠
15：30—16：00	喂奶
16：00—17：00	自由活动（玩玩具）
17：10—18：00	回家

（续表）

托小班12～24个月	
7:30—8:00	入托、晨检
8:00—8:30	喂奶（早餐）
8:30—9:30	活动
9:40—11:30	如厕、喝水、第一次睡眠
11:30—12:00	午餐
12:00—13:00	活动（安静活动）
13:10—15:00	如厕、喝水、第二次睡眠
15:10—15:30	午点
15:30—16:15	户外活动
16:15—16:30	洗手、准备晚餐
16:30—17:00	晚餐
17:00—18:00	回家
托大班24～36个月	
7:30—8:00	入园
8:00—8:30	早餐
8:30—9:15	活动（游戏、做操、户外散步等）
9:15—9:30	喝水、如厕
9:30—11:20	活动
11:20—11:30	洗手、餐前准备
11:30—12:00	午餐
12:00—14:30	午睡
14:30—15:00	午点、自由活动
15:10—16:15	户外活动
16:15—16:30	洗手、准备晚餐
16:30—17:00	晚餐
17:00—18:00	回家

1. 制定一日生活制度的意义

制定一日生活制度对婴幼儿的发展和教师工作的展开有非常重要的意义。

（1）保护婴幼儿神经系统的发育。

首先，将婴幼儿一日生活中的重要环节，如起床、早操、进餐、游戏、睡眠等进行合理安排，使婴幼儿养成良好生活作息习惯，在大脑皮层形成动力定型。建立动力定型后，生活会更有规律，会增进食欲、帮助睡眠，让婴幼儿精力充沛，进而节省神经细胞的功能消耗。其次，因婴幼儿时期大脑皮质功能发育不成熟，对长期的刺激耐受力小，而进行某种活动后，大脑皮质的相应区域又将由兴奋渐渐转入抑制，出现疲劳。因此，合理安排生活制度，不断变换活动的内容和方式，可使大脑皮质的"工作区"与"休息区"交替进行。

（2）保护消化系统的正常功能。

婴幼儿时期消化系统的功能发育尚未成熟，消化功能弱，但由于生长发育快，需要相对较多的能量与营养素。制定合理的进餐次数及间隔,可使婴幼儿获得足够的营养。

(3)促进保育活动的顺利开展。

制定每日生活制度,不仅可以保证婴幼儿的生活顺畅,还可以合理安排照护人员的工作。因此,合理的生活制度可以保障托育机构工作人员的工作效能。

2. 生活日程安排注意事项

(1)考虑年龄的特点。

应根据婴幼儿的年龄来安排进餐、睡眠、游戏和户外活动的时间。如年龄小的婴幼儿,一次游戏的时间不宜过长,要安排适当的休息。

(2)结合季节做适当调整。

夏季,早晨起床早,中午可延长午睡时间,晚上推迟上床时间。冬季,早晨起床晚,可缩短午睡时间。其他主要生活环节也要做适当调整。

(3)适当考虑家长接送的需要,并使婴幼儿的家庭生活事件能与托幼机构生活安排时间相互衔接。

3. 执行每日生活制度的注意事项

(1)要严格按照已制定的一日生活制度,不轻易更改,持之以恒才能起到预期的效果。

(2)要遵守保教结合的原则。通过一日生活的各个环节,对婴幼儿进行生活护理、卫生保健和教育工作。

(3)实现家园同步。争取家长能在节假日也安排好婴幼儿的一日生活,饮食、起居有规律。

(4)对体弱多病的婴幼儿要给予个别照顾。

(5)以预防为主。首先,婴幼儿对疾病的抵抗力差,在集体生活中传染病很容易蔓延。其次,婴幼儿好奇心重,探索欲望强,但自我保护能力差,容易发生意外。所以,应注意采取积极的预防措施,如加强婴幼儿身体锻炼、加强安全教育等。

(二)膳食营养管理制度

托育机构应具备健全的膳食营养管理制度,以确保婴幼儿获得成长发育及活动所必需的营养。

1. 健全规章制度

托育机构食堂应按照《食品安全法》《食品安全法实施条例》,以及《餐饮服务许可管理办法》《餐饮服务食品安全监督管理办法》等有关法律法规的要求,取得《餐饮服务许可证》,建立食品安全管理制度。

2. 成立膳食营养委员会

成立膳食管理委员会,由机构负责人、营养师、厨师长、保健人员、教师代表、家长代表等组成。对婴幼儿膳食计划、食谱制定、食物来源、食堂卫生等进行监督评价。

3. 制定合理的膳食营养制度

合理安排就餐时间和分配食物数量,是膳食制度的基本要求。第一,两餐之间的时间间隔不宜过长或过短。一般混合食物在胃中停留的时间约为4个小时,因此两餐之间的间隔以4小时为宜。1岁半以后每日可进食4次,三餐及午后一次点心。刚断奶时,可进食4~5次。第二,应在规定时间进餐,并且进餐时间不少于20~30分钟,要求婴幼儿细嚼慢咽,专心吃饭不拖延。第三,保证婴幼儿的饮水量及次数。每日上、下午分别集中饮水1~2次,1~3岁儿童饮水量为50~100毫升,并根据季节变化酌情调整。第四,应根据婴幼儿年龄、健康状况、活动强度及季节变化等因素提供膳食。第五,应符合婴幼儿的营养需求、要熟悉各类食物的营养特点,把每日的食物按热量、营养成分较均衡地分配到每餐中,使每餐比例适当、结构合理、主副食搭配适合。

4. "婴儿膳食"的管理

对1岁以下婴儿的膳食管理应注意以下三点。

（1）鼓励母乳喂养。

母乳是婴儿成长唯一最自然、最安全、最完整的天然食物,营养丰富,含有婴儿所需的所有营养素和抗体,保证婴儿的正常健康发育。世界卫生组织建议,在婴儿6个月前给予纯母乳喂养,6个月到2岁或更长时间内,在继续母乳喂养的同时,要补充其他食物。托育机构应设立母婴室,安排母亲喂奶时间,为母乳喂养提供必要条件。如母亲因上班等原因不能哺乳时,也可接收冷冻母乳。冷冻母乳须让家长写好婴幼儿姓名、保质期及奶量,原则上只接收冷冻母乳。接收的母乳按需分别保管在冰箱的冷冻或冷藏箱里,过了保质期的母乳必须废弃,并填好母乳储存表(表7-5)。

表7-5　母乳储存表

婴幼儿姓名	母乳接收时间	母乳量(/袋)	挤乳时间	冷藏/冷冻

（2）建立婴儿喂奶制度。

喂母乳前后,给婴儿称重,其差数为婴儿摄入的母乳量。对其进行记录,以了解母乳分泌情况。另外,观察哺乳后有无满足感,能否安静入睡和生长发育是否正常,来判断母乳是否充足。如母乳不足或需用配方奶代替时,记录喂奶量并观察婴儿是否满足。

（3）按时添加辅食。

6个月以后开始给婴儿添加辅食,根据月龄段的营养需求,制作营养菜单。

5. 严防食物中毒

（1）食品安全选购和储存。

第一,选择正规途径。选购食品时,要选择正规超市、知名食品生产企业等,并做好食品源记录。购买食品前,应注意包装是否完好,是否在保质期内,切勿购买过期或即将过期的食品。

第二,保证质量。在选购没有包装的食品(如鱼、肉、蔬菜、水果等)时,要仔细查看食品的颜色、形态、是否有异味及腐烂等。

第三,食品储存。储存食品的方式主要为低温储存和常温储存。低温储存可分为冷藏和冷冻。例如,肉类、海鲜类等食品需冷冻保存,蔬菜、水果、乳制品等需冷藏保存,冰箱内需保持整洁。米、面类可以常温保存。常温保存时须注意保管场所的清洁卫生,储存场所应干燥、阴凉,并且无蟑螂、老鼠等。

（2）食物中毒的种类和预防。

食物中毒是由于吃了被微生物污染的食品或含细菌毒素的食品或本来就含有毒素的食品,如发芽土豆、四季豆等未去毒处理或烹饪未熟透就食用,导致食物中毒的症状,如头晕、呕吐、腹泻、四肢麻木等中毒症状。为避免食物中毒,要做好预防工作。

第一,避免使用含铅、锌、铝制品盛装食物,烹饪食物,以免引起慢性重金属中毒。

第二,不吃剩饭剩菜,预防大肠杆菌中毒。一般情况下不致病,但在免疫力低下,吃剩饭、剩菜或吃了被大量大肠杆菌污染的熟肉、点心、乳制品时会引起中毒。为预防大肠杆菌中毒,须购买新鲜食材、不长时间放置食品。

第三,罐装食品,如罐头、腊肠、咸肉等,一旦被肉毒杆菌污染后会产生大量毒素,人体摄入后会引起中毒。罐装食品必须严格消毒,保证食品不被污染,食用前必须充分加热。如发现罐头顶部鼓起等现象,绝不可进食,也不能直接扔掉,要在100℃温度下将肉毒杆菌毒素消灭后再弃去。

第四，不吃发芽土豆。土豆中含有一种叫作龙葵碱的毒素。一般情况下土豆现买现吃，不存放。买来的土豆保存在凉爽干燥的地方，防止发芽变绿。

第五，四季豆要充分加热，熟透后再吃，防止植物红细胞凝聚素中毒。

第六，生豆浆含有有毒的胰蛋白酶抑制物，能抑制体内蛋白酶的活性，对胃肠道黏膜有刺激作用。因此，要充分煮开再使用。

第七，食用海产品时，买来的鱼、虾需要冷冻或冷藏，烹调前用大量清水洗净。不要吃半生不熟的鱼、虾。

（三）体格锻炼制度

通过开展体格锻炼，可以促进婴幼儿生长发育，增进健康、增强体质及抵抗疾病的能力。同时，有利于德、智、体、美的全面发展，符合用脑卫生，并且有利于体弱儿的康复。体格锻炼对身体有诸多好处。如使心脏供血良好，增强血管弹性、增强肺功能、促进新陈代谢、强筋壮骨、提高神经调节功能。

1. 制定体格锻炼制度时的注意事项

（1）体格锻炼要根据婴幼儿年龄及生理解剖特点对体格锻炼的内容、运动量、用具、环境提出相应的卫生要求。

（2）体格锻炼应坚守坚持的原则，循序渐进、由简到繁、由易到难，时间从短到长，逐渐提高锻炼强度。根据婴幼儿的个别情况要进行个别照顾。

（3）组织体格锻炼时要随时观察婴幼儿有无不良反应，如出现不适现象时应及时调整或停止，预防运动伤害。

（4）在锻炼活动中，婴幼儿不宜穿过多的衣服。尤其冬季，先活动手脚，暖和后可脱外套参加活动。

2. 体格锻炼的方法

（1）体育游戏。

体育游戏活动是具有一定的情节、规则、娱乐性和竞赛性的游戏活动，主要是全身大动作训练。

（2）体操运动。

体操运动包括各种体操，如婴儿被动体操、律动操等。

（3）散步。

散步使机体全面放松，让紧张的肌肉舒缓，对婴幼儿睡眠有帮助。

（4）手指运动。

手指运动可通过桌面游戏、手工课等方式进行，如剪纸、刷色、串珠子等，可促进小脑发育。

（四）卫生与消毒制度

卫生消毒是婴幼儿健康、预防传染病的重要措施。消毒工作包括日常消毒工作、定期消毒工作和传染病期间的消毒工作。托育机构应严格执行消毒制度，由保健医生负责消毒工作的技术指导和执行效果的检验。

托育机构可用物理消毒法及化学消毒法对机构内设施及物品进行消毒。物理消毒法包含煮沸法、紫外线照射法、通风换气法、过滤消毒法、焚烧消毒法等。化学消毒法包含84消毒液、过氧乙酸消毒液、来苏水消毒液、漂白粉（次氯酸钙）消毒、碘伏、乙醇（酒精）等。

1. 环境卫生

托育机构应建立室内环境卫生清扫和检查制度，每周全面检查1次并记录，为婴幼儿提供整洁、安全、舒适的环境。室内应当有防蚊、鼠、虫和防寒设备,集中消毒应在婴幼儿离开机构后进行。室内应保持空气清新、阳光充足,用湿拖布清洁地面,并把拖布及时清洗干净、晒干。保持玩具、图书的整洁卫生,玩具每周至少清洗1次,图书每两周翻晒1次。洗手间要做到干净无异味,便器要及时清洗干净。

2. 个人卫生

婴幼儿日常生活用品应专人专用,保持清洁。要求每人每日1巾1杯专用,每人1床1被。培养婴幼儿良好的卫生习惯,工作人员应保持仪表整洁,注意个人卫生。

3. 预防性消毒

为了防止传染病的发生,预防性消毒非常必要。活动室、卧室须经常开窗通风,每日(除雾霾天气时)至少开窗通风2次,每次至少10～15分钟。不适宜开窗通风时,应当采取其他方式对室内空气进行消毒2次。水杯每日清洗消毒,饭前对餐桌进行消毒。毛巾每日消毒1次,门把手、水龙头等婴幼儿易触摸的物体表面须每日消毒1次。坐便器每次使用后及时冲洗,接触皮肤部位时及时消毒。给婴幼儿换尿布时,换完尿布照护人员须洗手。在消毒过程中,应使用符合国家标准或规定的消毒设备及消毒用品。

(五)健康检查制度

健康检查可有效保护婴幼儿,完善的健康检查在托育机构是必不可少的。健康检查的对象包括婴幼儿及工作人员,制度中应严格规定检查时间和检查项目。

1. 入托前的健康检查

婴幼儿在入托前,应当经区级及以上卫生计生行政部门指定的医疗卫生机构进行健康检查,确认没有传染病或者其他严重疾病,凭健康检查合格证明方可入托。入托前的健康检查不仅为托育机构了解掌握每一名婴幼儿的生长发育情况,还可以鉴定是否适合在机构内集体生活。入托后,应建立详细的健康表,包括既往病史、预防接种情况以及过敏源统计等内容。

2. 定期健康检查

健康检查包含发育检测及体格检查。通过定期的健康检查,可全面了解婴幼儿的生长发育及健康状况,可检查有无不利于其生长发育的因素并及时加以干预,对体检中发现的健康问题给予矫治,对体弱多病的婴幼儿建立专案并加强管理。

在一般情况下,1岁以内婴幼儿应每3个月检查1次,1～3岁每半年检查1次。健康检查的内容包括发育形态指标(体重、身高、头围、胸围),听力和视力筛查,生理功能指标(肺活量、脉搏、血压等)及全面体格检查(皮肤、淋巴结、头颅、眼、耳、鼻、口腔和咽喉、胸部、腹部、背部、四肢等)。

3. 晨检及全日健康观察

(1)晨检。

晨检的主要目的是为了防止婴幼儿将传染病及不安全的物品带入托育机构。通过晨检可以了解婴幼儿的健康状况,因此晨检应每天坚持进行,并由有经验的保健医生或经过培训的保教人员认真检查。

(2)日常健康检查。

照护人员在日常保育过程中,随时要留意婴幼儿有无异常表现,做到对疾病及异常情况进行早发现,早治疗或早处理。观察重点为饮食、睡眠、大小便、精神状况、情绪、行为、体温等,并做好观察记录。例如,婴幼儿平时活泼好动,却发现又不爱玩、乏力,或平时食欲旺盛,突然吃不下饭,恶心、呕吐,抑或在睡觉休息时有入睡困难及不安情绪,再或者大便次数增多,小便颜色异常等,此时照护人员应及时跟进找出可能的原因。

卫生保健人员每日应深入班级巡视两次,如发现患病、有传染病的婴幼儿应尽快隔离并及时与家长联系,由其尽快送到医院诊治,并追访诊治结果。此外,保健医生还要掌握婴幼儿缺勤情况,及时了解其原因,若是因传染病而缺勤,则须对该婴幼儿及时采取预防措施,对环境进行彻底消毒。

4. 工作人员的健康检查

托育机构工作人员在进入托育机构工作之前,必须进行全面的健康检查,健康检查合格者才能从事工作,同时要接受每年一次的定期检查,办理健康证,确保婴幼儿及其他工作人员的健康。若有传染病或者是病原体携带者,须经医院证明已无传染性时,才能上岗工作。

(六)常见疾病预防与管理制度

婴幼儿常见疾病包括营养性疾病、季节性疾病及龋齿等其他疾病。常见病预防与管理制度是为了防止或减少常见病的发生,有利于婴幼儿身体健康发展。

1. 营养性疾病

对营养性疾病,如贫血等,应从膳食方面入手,注意饮食营养搭配,并做好家长宣传工作,向家长宣传婴幼儿营养方面的知识,预防营养不良等。完善膳食管理制度对预防营养性疾病有重要意义。

2. 季节性疾病

(1)呼吸道疾病。

秋冬季是感冒高发期,随着气温降低,很多婴幼儿容易因感冒而发烧、咳嗽等。为预防婴幼儿感冒,要保障婴幼儿每天的户外活动时间,以增强体质;活动室及卧室经常通风,室内空气保持清新;照护师应为孩子适当添减衣服,并注意让孩子接受不同气候的刺激,以增强其适应气候变化的能力;按时安排相应的体育活动,做到生活有规律,饮食有节制。

(2)消化系统疾病。

夏秋季婴幼儿容易患腹泻或呕吐。一般是由饮食不当引起的一种肠胃炎。为防止腹泻或呕吐,首先做好食堂的监管工作,做到饮食卫生、不吃腐败变质的食物,做好餐具的消毒工作,培养婴幼儿餐前便后洗手的习惯。其次,避免婴幼儿腹部受凉。当婴幼儿出现呕吐或腹泻时应及早隔离、观察,必要时尽快送医。

(3)其他疾病。

对体检中发现的疾病或问题,如沙眼、龋齿、单纯性肥胖等,要建立档案,及时予以矫治,矫治与转归情况详细记入缺点矫治登记或档案中。

托育机构应通过采取综合性措施(营养、锻炼、加强环境卫生工作)预防常见病并做好疾病登记(表7-6),对常见疾病及营养性疾病要做到早预防、早发现、早应对。

表7-6 婴幼儿常见病登记表

班 级	姓 名	疾病名称	确诊日期	干预与治疗	转 归

备注:登记范围包括营养不良、贫血、单纯性肥胖、哮喘、癫痫、听力障碍、视力低、龋齿等。

(七)传染病预防与控制制度

托育机构的保健工作中,传染病管理应贯彻预防为主的方针,按年龄和季节配合卫生防疫部门完成预防接种工作。为了预防传染病的发生和蔓延,应严格管理传染源、切断传染途径、提高婴幼儿免疫力及严格执行预防接种制度。

1. 管理传染源

照护人员应熟悉婴幼儿常见传染病的早期症状,做到"早发现"。有条件的托育机构应配备隔离室,对疑似传染病做到"早隔离"。做出传染病诊断或疑似传染病诊断后,应及时向卫生防疫部门报告,使各级卫生防疫部门掌握疫情,并做必要的预防措施。

2. 切断传染途径

整洁的环境,良好的卫生习惯是很重要的预防措施。在日常工作中,做好经常性的消毒工作,消除或杀灭环境中的病原体,切断传播途径。传染病发生并将患者隔离后,对患者原来停留过的场所进行彻底的消毒。

3. 提高婴幼儿免疫力

应增强婴幼儿体质,提供合理的营养,培养良好的卫生习惯,并为婴幼儿提供干净整洁的托育环境。

4. 预防接种

预防接种又称计划免疫,是将疫苗通过适当的途径接种到人体内,使人体产生对该传染病的抵抗力和免疫力的过程。预防接种是传染病防治中最经济、最有效的手段。

托育机构应建立预防接种制度。入托时,托育机构应该查验预防接种证,发现未按照国家免疫规划接受免疫的婴幼儿,应当向所在地的疾病预防控制机构或者婴幼儿居住地承担预防接种的工作单位报告,并配合相关部门督促监护人在婴幼儿入托后及时到接种单位补种。入托后,医务保健人员应根据婴幼儿预防接种卡上的记录进行全面的登记,确定婴幼儿已完成和尚未完成的接种,做好衔接工作。婴幼儿在预防接种前,托育机构应提前发出通知,预先通知家长要及时为婴幼儿接种。在预防接种过程中,保教人员和医务人员应相互配合,共同做好登记和检查工作,尤其应该防治漏种、错种或重复接种。

（八）伤害预防制度

保护婴幼儿安全是托育机构卫生保健工作的重中之重。婴幼儿的各项活动应以安全为前提,各项设备设施须符合国家安全标准,日常生活及各项活动要排除安全隐患。

1. 预防外伤

(1)场地要求:建筑物不宜超过两层,各层楼梯口须设置防护栏,以免小儿趁工作人员不注意爬下楼梯,造成伤害。在必要时,在托小班门口也可设置防护栏。在教室内部,棱角应做圆角处理或贴上防撞条。定期检修房屋、门窗、地板、楼梯、栏杆等,以确保安全。

(2)设备要求。

家具、玩具、教具、生活设施等应当符合国家相关安全标准和规定,无毒、外形光滑无尖刺或锐角、易清洗、消毒。家具要选择牢固的,须放在靠墙或角落处固定摆放。电器要放在婴幼儿触摸不到的地方,刀具、图钉等物品应放在婴幼儿拿不到的地方。

2. 预防烧烫伤

(1)加热的电器(电暖器)、热水瓶等物品应放在婴幼儿拿不到的地方。

(2)不许婴幼儿进入厨房、营养师配餐室等危险区域。成人进出时需随手关门,防止婴幼儿私自进入。

(3)婴幼儿换尿不湿或尿湿裤子需要冲洗时,要提前调好水温。

(4)婴幼儿的饮食不宜过烫,发放前要确认温度。

3. 预防异物入体

(1)婴幼儿玩具和部件的大小不能被婴幼儿吞咽,防止窒息。

（2）户外活动时要注意婴幼儿是否捡了石子、小棍子等，发现时要及时清除，防止婴幼儿把异物放入耳、鼻、口中。

（3）建议家长不要给孩子携带零食、较小的玩具或佩戴首饰等，并在晨检时检查或询问婴幼儿是否带有异物。

（4）如发生异物进入耳、鼻、口、气管等，首先应寻找保健医生，进行科学排除，如保健医生解决不了时，要及时联系家长并送医。

4. 预防中毒

建立严格的有毒物品管理制度，不得让婴幼儿触碰消毒剂、杀虫剂等有毒物品，并妥善保管。不可让婴幼儿到刚洒过农药的田园里玩耍。

5. 预防走失

（1）建立严格的接送制度，有条件的托育机构，可建立智能化接送系统和网络监控门禁系统，如指纹识别、人面识别等，确保万无一失。

（2）接送人员信息要输入到幼儿园接送登记系统中，并由固定人员接送孩子。接送时要确保家长与照护师见面，入托时由家长把孩子交给照护师，回家时由照护师把孩子交给家长。

（3）门卫要坚守岗位，不得放孩子独自出大门，并电话通知所在班级的照护师。

（4）家长有特殊情况须委托他人接送孩子时，应提前与托育机构联系，提前通知情况，否则不可放行。

（九）健康教育制度

为确保婴幼儿健康成长，健康教育制度的建设必不可少。托育机构应做到以下三点。

1. 制订计划

托育机构应当根据不同季节、疾病流行等情况制订全年健康教育工作计划，并组织实施。

2. 内容及形式

健康教育的内容包括膳食营养、心理卫生、疾病预防、婴幼儿安全以及良好行为习惯的培养等。健康教育的形式包括举办健康教育课堂、发放健康教育资料、宣传专栏、咨询指导、家长开放日等。

3. 实施方法

每学期对保教人员、家长、幼儿进行1~2次健康教育；每月保健人员对保教人员进行保健卫生方面的培训；在生活中，保教人员可向幼儿讲授卫生学相关知识；若条件允许，可请卫生保健方面的专家为保教人员及家长开设讲座；机构内可定期以黑板报、宣传单等形式宣传相关知识；机构内可配备健康教育图书及杂志，也可在班级里配备健康教育相关绘本。

（十）卫生保健信息收集制度

建立健全各种记录、登记、统计制度，是开展各项保健卫生工作的重要保障。

（1）机构应当建立健康档案，包括工作人员健康证、婴幼儿入托健康检查表、婴幼儿健康检查表等。

（2）机构应当对卫生保健工作进行记录，包括出勤、晨检及一日健康观察、膳食管理、卫生消毒、营养性疾病、常见病、传染病、安全事故和健康教育等记录。

（3）定期对婴幼儿出勤、健康检查、膳食营养、常见病和传染病等进行统计分析，掌握婴幼儿健康及营养状况。

（4）有条件的机构可引进计算机软件测评系统，对婴幼儿体格发育、心理行为及膳食营养等卫生保健工作进行管理。

（十一）体弱儿的管理制度

1. 体弱儿的分类

（1）缺铁性贫血：血红蛋白＜110 g/L（＜110 g/L均登记在册，落实管理措施；≤100 g/L应建立个案）。

（2）有佝偻病症状及体征。

（3）营养不良：Ⅰ度体重减低15%～25%，腹部皮褶厚度0.8～0.4 mm；Ⅱ度体重减低25%～40%，腹部皮褶厚度＜0.4 mm；Ⅲ度体重减低＞40%，腹部皮褶消失。

（4）生长发育迟缓：身高和同龄同性别婴幼儿相比低于平均身高两个标准差。

（5）先天性心脏病：无心脏扩大、青紫、昏厥者（有这些情况者不宜入托）。

（6）反复呼吸道感染：小儿一年患上呼吸道感染6次以上或肺炎2次以上。

（7）哮喘：反复发作的婴幼儿。

（8）单纯性肥胖：婴幼儿体重超过同性别、同身高参照人群均值10%～19%者为超重；20%～29%为轻度肥胖；30%～49%为中度肥胖；超过50%为重度肥胖。

2. 建立完善的体弱婴幼儿管理制度

（1）专册登记。

记录姓名、年龄、病种、检查内容及离开机构的时间等。历年登记簿须妥善保管待查，不得任意销毁。对体弱儿还须做好个案记录与小结分析。

（2）密切关注。

机构负责人、保健医生等应全面关心体弱儿的生活、保健、护理等，负责检查并指导督促照护人员按要求执行任务。

（3）家园合作。

针对体弱儿的病种和病情，向家长宣传保健护理知识，要求家长配合，并主动反映在家时的情况。

（4）良好环境。

室内空气流通、阳光充足、环境整洁，并让体弱儿做适当的户外活动，加强护理。

（5）营养充足。

做好膳食计划，根据实际情况，针对不同病种进行食疗。

二、卫生保健的各方联动机制

为了保证托育机构各保健活动的顺利进行，与家庭、专业机构和社区的联动是必不可少的。托育机构需要各方支持，才能更好地为婴幼儿的健康生活提供更多保障。

1. 与家庭的联动

保健室应备有家长名册、联系电话、地址等联系方式，有事及时和家长联系。

（1）资料收集。

托育机构需要向家庭收集以下资料：婴幼儿在家庭中的生活状况、健康状况、既往病史、预防接种相关信息、导致部分功能丧失的事故情况、就医状况等。这些资料对于守护婴幼儿健康、安全起着重要作用。

（2）信息公开。

为了减轻家长的不安，构建良好的信任关系，托育机构应向家长提供机构内各项活动的说明、方法及原理等信息。例如：托育机构的基本方针、食谱、一日安排、疾病和安全管理等。

（3）开展家庭和社区育儿指导。

根据国家有关文件规定,托育机构应该向家庭和社区提供科学育儿指导服务。

（4）日常沟通。

利用接送婴幼儿的时间,或通过家访和线上交流等多种方式,加强与家长的沟通联系,与家长建立信任、和谐的关系,实现家园共育。

（5）志愿者家长。

招募家长志愿者,共同投身于托育服务中,共同改善托育服务的方法。

2. 与专业机构的联动

（1）与儿童卫生保健机构和医疗机构的联动。

第一,与医疗机构紧密合作,当发生紧急状况时,能让婴幼儿紧急就医。

第二,邀请医疗机构的执业医生对托育机构人员及家长开设讲座,普及健康知识,学习应对、预防常见病及传染病的方法。例如,邀请牙科医生学习保护乳牙、预防龋齿的方法等。

第三,接受卫生保健管理部门的督导,对托育机构的卫生保健工作进行定期检查。通过讲座（互联网讲座）、宣传单、宣传栏等,普及卫生保健知识,传播健康托育理念。

（2）与教育机构的联动。

第一,有计划地鼓励内部员工积极学习婴幼儿服务管理、营养学、护理学、医学、婴幼儿保健、心理学和教育学等方面的知识,保障人力资源的专业性和保育水平。

第二,制订培训计划,对工作人员进行专业培训,鼓励其取得相关的职业资格证书,提高专业素养。

第三,招募有热情有能力的托育服务志愿者或实习生,使高校幼保、学前教育专业学生、育婴师、保健师等,共同投身于托育服务中,营造共同参与、多方合作的社会托育服务氛围。

第四,可与高校和研究机构等组织合作,让其参与到托育机构质量专业评估中来,并根据评估结果指导科学保育实践。

（3）与幼儿园的联动。

把入托生活期间的健康状况、发育状况、发展状态、既往病例、已发生的事故内容等,做成"托育记录"交给幼儿园,以便幼儿园的保健活动可以顺利开展。

3. 与卫生保健机构及政府的联动

（1）与各级妇幼保健机构、疾病预防控制机构和社区卫生服务中心紧密合作,接受卫生保健工作的业务指导,进行各项业务的咨询、指导和培训工作;根据工作要求,完成各项卫生保健工作记录的填写,做好各种统计分析,并将数据按要求及时上报辖区内妇幼保健机构。

（2）通过与公安部门、消防部门的联动,保证托育机构内婴幼儿安全。可定期对机构工作人员、家长以及婴幼儿进行安全教育及安全演习,建立安全管理体系,当发生危险时,能够第一时间得到相关部门协助。

三、卫生保健评价

托育机构申请设立时,应提供区级及以上卫生计生部门指定的医疗卫生机构出具的符合《托儿所幼儿园卫生保健工作规范》的卫生评价报告。如上海市要求提供《托育机构卫生评价报告》,卫生评价表见附录2。在日常工作中托育机构不仅要建立健全各项卫生保健制度,执行制度,还要制定指标,对卫生保健工作进行定期检查和评价,逐步提高保健卫生工作的质量。

1. 完善的卫生保健制度

托育机构应建立健全符合实际情况,并具有可操作性的11项卫生保健制度。卫生保健制度包含一日生活制度、膳食营养制度、体格锻炼制度、卫生与消毒制度、健康检查制度、常见病预防与管理制度、传染病与控制制度、伤害预防制度、健康教育制度、卫生保健信息收集制度,以及体弱儿管理制度等。

2. 各种卫生保健工作执行情况

(1)健康检查和各项指标完成情况:入托健康检查率、定期健康检查率及工作人员健康检查;婴幼儿生长发育评价、全天健康观察记录等。

(2)婴幼儿营养状况和膳食管理:膳食计划、食谱制定、厨房及厨房的工作人员是否符合卫生要求。定期评价婴幼儿对能量和各种营养素的摄入水平,不断改进膳食。

(3)婴幼儿身体锻炼:安排适合婴幼儿年龄的身体锻炼或体力活动;有时间安排、具体的计划和活动内容等。

(4)疾病预防:预防接种情况、传染病防控、常见病和多发病管理。

(5)环境卫生及消毒:严格执行环境卫生、个人卫生及消毒隔离制度,并有具体措施。

(6)安全措施及伤害预防:设施设备是否按标准购买并放置,活动或游戏中是否存在安全隐患。

(7)信息收集及整理:各项记录表格和资料的完整性、数据分析与总结。

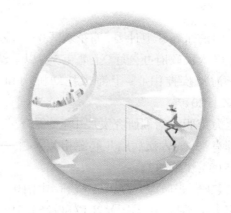

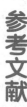

参考文献

［1］ 陈荣华,赵正言,刘湘云.儿童保健学(第5版)[M].南京:江苏凤凰科学技术出版社,2017.

［2］ 陈荣华等.儿童保健学[M].南京:江苏凤凰科学技术出版社,2017.

［3］ 〔日〕長川美贵子.保育士試験合格指導講座教科書7子供の保健[M].東京:U-CAN,2016.

［4］ 戴耀华,王惠梅.儿童早期发展系列教材之七:促进心理行为发育适宜技术[M].北京:人民卫生出版社,2014.

［5］ 古桂雄,戴耀华.儿童保健学[M].北京:清华大学出版社,2011.

［6］ 国家卫健委(原卫生部).托儿所幼儿园卫生保健工作规范.2012-05-09.

［7］ 国家卫生部.儿童溺水干预技术指南[R].北京:2011.

［8］ 国家卫生健康委员会.中国卫生健康统计年鉴(2018)[M].北京:中国协和医科大学出版社,2018.

［9］ 韩钰.孕期环境危险因素暴露、机体转硫代谢异常及免疫功能失调与孤独症谱系障碍关系的研究[D].天津医科大学,2016.

［10］ 何玉华,康静,刘光珍,等.太原市479名婴幼儿湿疹发病率及相关因素调查[J].中国中医药信息杂志,2006,13(8):12-13.

［11］ 胡华东.500例婴幼儿湿疹发病相关因素分析[J].中国现代药物应用,2010,4(04):105-106.

［12］ 蒋竞雄,赵丽云.儿童早期发展系列教材之五:婴幼儿营养与体格生长促进[M].北京:人民卫生出版社,2014.

［13］ 今井和子.0~3岁儿童保育指导方案[M].朱珠译.上海:复旦大学出版社,2017.

［14］ 〔美〕凯瑟琳·史塔生·伯格尔.0~12岁儿童心理学[M].陈会昌,译.北京:中国轻工业出版社,2017.

［15］ 厉佳珺,樊丽淑,陈熠,等."二孩政策"背景下宁波市0~3岁婴幼儿托育服务现状与对策[J].中国经贸导刊,2019(23):103-105.

［16］ 梁晓峰.中国儿童伤害报告[M].北京:人民卫生出版社,2017.

［17］ 刘传合,洪建国,尚云晓,等.中国16城市儿童哮喘患病率20年对比研究[J].中国实用儿科杂志,2015,30(8):596-600.

［18］ 马洁.学前儿童卫生与保育[M].北京:北京师范大学出版社,2017.

［19］ 美国疾病预防控制中心.儿童发展里程碑(CDC's Developmental Milestones).1-800-CDC-INFO(1-800-232-4636).www.cdc.gov/Actearly.

［20］ 邱双燕,刘一心,雷雨,等.深圳市托幼机构卫生保健工作现况分析[J].中国学校卫生,2015,36(6):900-902,905.

［21］ 上海浦东新区卫计委.浦东新区0～3岁托育机构卫生保健工作方案［Z］.2018.

［22］ 上海人民政府办公厅.上海市3岁以下幼儿托育机构设置标准（试行）［Z］.2018.

［23］ 上海市疾控中心.上海市托幼机构和中小学校消毒技术规范（沪疾控传防［2017］82号）［Z］.2017.

［24］ 上海市职业培训研究发展中心.保育员：中级［M］.北京：中国劳动社会保障出版社,2009.

［25］ 邵肖梅.成人疾病胎儿起源相关问题——追赶生长的利与弊［J］.中华围产医学杂志,2012,15（3）：129-131.

［26］ 石慧峰,张敬旭,张嵘,王晓莉.中国0～6岁儿童孤独症谱系障碍患病率的meta分析［J］.北京大学学报（医学版）,2017,49（5）：798-806.

［27］ 世界卫生组织,联合国儿童基金会,世界银行.养育照护促进儿童早期发展：从帮助儿童生存发展到实现人类健康和潜能的框架.CC BY-NC-SA 3.0; https://creativecommons.org/licenses/by-nc-sa/3.0/igo, 2018.

［28］ 〔日〕松本峰雄.儿童的保健［M］.东京：タカックス株式会社.2016.

［29］ 〔日〕松浦信夫,西田佳史,原田正平,高橋かほる,腰川一恵,昆伸也,細田のぞみ,出口貴美子,岡敏明.「子どもの事故（傷害）の実態に関する調査研究—特に保育園・幼稚園における傷害の解析—」第70号.2017.

［30］ 童连,史慧静,臧嘉捷.中国儿童ADHD流行状况的Meta分析［J］.中国公共卫生,2013,29（9）：1279-1283.

［31］ 童连.0～6岁儿童心理行为发展评估［M］.上海：复旦大学出版社,2017.

［32］ 童连.日本幼儿托育和家庭支援体系现状［J］.人口与健康,2019（8）：10-14.

［33］ 童连.上海幼儿托育问题研究［J］.科学发展,2018（10）：97-105.

［34］ 万钫.学前卫生学［M］.北京：北京师范大学出版社,2012.

［35］ 王慧文,汪颖烨,朱晓燕,等.浙江省衢州市城区0～3岁婴幼儿体格生长偏离现状及影响因素研究［J］.疾病监测,2018,33（5）：438-441.

［36］ 王佶,王艺,高鸿云.儿童孤独症的诊治进展［J］.国际儿科学杂志,2006（1）：41-44.

［37］ 王丽君.0～2岁儿童父母育儿评估量表编制及方法研究［D］.北京协和医学院研究生院首都儿科研究所,2014.

［38］ 王练.学前卫生学［M］.北京：高等教育出版社,2011.

［39］ 王雁.学前儿童卫生与保健［M］.北京：人民教育出版社,2018.

［40］ 卫生部疾病预防控制局.卫生部疾病预防控制局关于印发伤害干预系列技术指南的通知［EB/OL］.http://www.moh.gov.cn/jkj/s5888/201109/d8f39b224bd144f4946b38491fa015dd.shtml, 2011-09-06/2018-02-06.

［41］ 文颐.婴儿心理与教育（0～3岁）［M］.北京：北京师范大学出版社,2015.

［42］ 邢思远.英国0～3岁婴幼儿托育服务经验及其对我国的启示［J］.教育导刊,2019,（7）：93-96.

［43］ 徐禅,严琼,童连.城乡学龄前儿童屏前时间与注意缺陷多动障碍症状的相关性研究［J］.中国儿童保健杂志,2019,27（9）：997-1001.

［44］ 严琼,唐静芳,童连.户籍与流动学龄前儿童焦虑症状的相关因素研究［J］.中国儿童保健杂志,2019,27（5）：535-538.

［45］ 严琼,童连.家庭社会经济地位与学龄前儿童注意缺陷多动障碍的相关研究［J］.中国儿童保健杂志,2018,26（11）：1185-1188.

［46］ 严琼,童连.家庭社会经济地位与养育者育儿压力城乡差异比较［J］.中国妇幼保健,2019,

34（8）：1694-1699.

［47］ 杨菊华.理论基础、现实依据与改革思路：中国3岁以下婴幼儿托育服务发展研究［J］.社会科学,2018,（9）：89-100.

［48］ 杨颖秀.美国学校安全措施及其启示［J］.现代中小学教育,2001（2）：58-60.

［49］ 杨玉凤.儿童发育行为心理评定量表［M］.北京：人民卫生出版社,2016.

［50］ 叶广俊等.儿童少年卫生与妇幼保健学［M］.北京：化学工业出版社,2004.

［51］ 袁晓斌,侯加平.孤独症研究进展［J］.青岛医药卫生,2007（1）：50-53.

［52］ 詹思延.流行病学［M］.北京：人民卫生出版社,2018.

［53］ 张红艳,闵秀全.微量元素与儿童佝偻病［J］.中国儿童保健杂志,2005（3）：241-243.

［54］ 张璐璐,陶晔璇,张军,等.母亲肥胖对儿童神经精神状况的影响［J］.中华实用儿科临床杂志,2016,31（7）：551-553.

［55］ 张文渊.自闭症的病因、诊断及心理干预［J］.中国特殊教育,2003（3）：73-77.

［56］ Joanne Sorte, Inge Daeschel, Carolina Amador.儿童健康促进方案（第2版）［M］.张悦,王慧珊,译.北京：北京大学医学出版社,2018.

［57］ 郑继翠.儿童意外伤害预防与急救全攻略［M］.上海：中国中福会出版社,2019.

［58］ 国家卫生健康委妇幼健康司.中国妇幼健康事业发展报告（2019）.http：//www.nhc.go v.cn/fys/s7901/201905/bbd8e2134a7e47958c5c9ef032e1dfa2.shtml.

［59］ 中国人民教育部,联合国儿童基金会.0～6岁儿童发展的里程碑.

［60］ 中华人民共和国住房和城乡建设部.托儿所、幼儿园建筑设计规范（2019年修订版）（JGJ39-2016）［Z］,2019-10-01.

［61］ 朱家雄,汪乃铭,戈柔.学前儿童卫生学［M］.上海：华东师范大学出版社,2006.

［62］ 朱宗涵,徐海青.儿童早期发展系列教材之一：儿童早期发展总论［M］.北京：人民卫生出版社,2014.

［63］〔日〕莊村明彦.保育所运营手册（平成28年版）.东京：中央法规出版,2016.

［64］ American Psychiatric Association. *Diagnostic and Statistical Manual of Mental Disorders*. 5. Arlington VA: American Psychiatric Association, 2013.

［65］ Anne Mette Skovgaard et al. (2007). The prevalence of mental health problems in children 1½ years of age. the Copenhagen Child Cohort 2000. Journal of Child Psychology and Psychiatry, 48(1): 62-70.

［66］ Danielson ML, Bitsko RH & Ghandour RM. et al. (2018). Prevalence of Parent-Reported ADHD Diagnosis and Associated Treatment Among U.S. Children and Adolescents, 2016. *Journal of Clinical Child & Adolescent Psychology*, 24: 1-14.

［67］ Felitti V, Anda R, Nordenberg D. et al. (1998). Relationship of childhood abuse and household dysfunction to many of the leading causes of death in adults: The adverse childhood experiences (ACE) study. *American Journal of Preventive Medicine*, 14(4): 245-258.

［68］ Gonzalea-Mena L, Eyer DW. Infant, Toddler and Caregivers: A Curriculum of Respectful, Responsive Care and Education［M］. McGraw-Hill Education, 2010.

［69］ Karlen Lyons-Ruth. (2017). The worldwide burden of infant mental and emotional disorder: Report of the task force of the world association for infant mental health. *Infant Mental Health Journal*, 38(6), 695-705.

［70］ Lake A, Chan M. (2015). Putting science into practice for early child development. *Lancet*, 385(9980): 1816.

[71] Li L, Scherpbier R, Wu J, et al. (2015). Legislation coverage for child injury prevention in China. *Bulletin of the World Health Organization*, 93(3): 169−175.

[72] Li M. Daniele Fallin D, & Riley A. et al. (2016). The Association of Maternal Obesity and Diabetes With Autism and Other Developmental Disabilities. *Pediatrics*, 137(2), e20152206.

[73] Li YM, Ou JJ, Liu L, et al. (2016). Association between maternal obesity and autism spectrum disorder in offspring: a meta-analysis. *Journal of Autism & Developmental Disorders*, 46(1), 95.

[74] Liu A, Xu YW, Yan Q, & Tong L. (2018). The Prevalence of Attention Deficit/ Hyperactivity Disorder among Chinese Children and Adolescents. *Scientific Reports*, 8, 1116.

[75] Pantelis PC & Kennedy DP. (2015). Estimation of the prevalence of autism spectrum disorder in South Korea, revisited. *Autism*, 20(5).

[76] Raz R, Roberts AL, Lyall K. et al. (2015). Autism spectrum disorder and particulate matter air pollution before, during, and after pregnancy: a nested case-control analysis within the Nurses' Health Study II cohort. *Environ Health Perspect*, 123: 264−270.

[77] Shao J. Early child development: a challenge in China[Z]. Springer, 2019.

[78] Skovgaard AM.(2010). Mental health problems and psychopathology in infancy and early childhood. An epidemiological study. *Dan Med Bull*, 7(10): B4193.

[79] Thomas R. Sanders S, & Doust J, et al. (2015). Prevalence of attention-deficit/hyperactivity disorder: a systematic review and meta-analysis. *Pediatrics*, 135 (4): e994.

[80] Tong L, Shinohara R, Sugisawa Y, et al. (2009). Relationship of working mother's parenting style and consistency to early childhood development: a longitudinal investigation. *Journal of Advanced Nursing*, 65 (10): 2067−2076.

[81] Tong L, Shinohara R, Sugisawa Y, et al. (2012). Children' Study Group. Early development of empathy in toddlers: effects of daily parent-child interaction and home-rearing environment. *Journal of Applied Social Psychology*, 42(10): 2457−2478.

[82] Tong L, Shinohara R, Sugisawa Y, et al. (2015). Buffering effect of parental engagement on the relationship between corporal punishment and children's emotional/behavioral problems. *Pediatrics International*, 57(3): 385−392.

[83] Tong L, Xiong X & Tan H. (2016). Attention-deficit/hyperactivity disorder and lifestyle-related behaviors in children. *Plos One*,11(9), e0163434.

[84] Wang TT, Liu KH, Li ZZ, et al. (2017). Prevalence of attention deficit/hyperactivity disorder among children and adolescents in China: a systematic review and meta-analysis. *BMC Psychiatry*, 17, 32.

[85] World Health Organization. (2003). Caring for children and adolescents with mental disorders: Setting WHO directions. World Health Orgnization.

[86] World Health Organization. Guidelines on physical activity, sedentary behaviour and sleep for children under 5 years of age. CC BY-NC-SA 3.0 IGO; http: //www.who.int/iris/handle/10665/311664, 2019.

[87] World Health Organization. Guidelines on physical activity, sedentary behaviour and sleep for children under 5 years of age. World Health Organization. http: //www.who.int/iris/handle/10665/311664.2019.

[88] World Health Organization. World report on child injury prevention[M]. Geneva: WHO. 2008.

[89] Xiang S, Allison C, Matthews FE, et al. (2013). Prevalence of autism in mainland china, Hong

Kong and Taiwan: a systematic review and meta-analysis. *Molecular Autism*, 4(1): 7.

[90]　Xu G, Strathearn L, Liu B & Bao W. (2018). Prevalence of autism spectrum disorder among us children and adolescents, 2014–2016. *JAMA*., 319(1): 81–82.

附录1 中国3岁以下儿童生长发育参照标准

（参考2009年的《中国7岁以下儿童生长发育参照标准》）

表1 0～3岁男童身长标准值（cm）

月　龄	−3SD	−2SD	−1SD	中位数	+1SD	+2SD	+3SD
0	45.2	46.9	48.6	50.4	52.2	54.0	55.8
1	48.7	50.7	52.7	54.8	56.9	59.0	61.2
2	52.2	54.3	56.5	58.7	61.0	63.3	65.7
3	55.3	57.5	59.7	62.0	64.3	66.6	69.0
4	57.9	60.1	62.3	64.6	66.9	69.3	71.7
5	59.9	62.1	64.4	66.7	69.1	71.5	73.9
6	61.4	63.7	66.0	68.4	70.8	73.3	75.8
7	62.7	65.0	67.4	69.8	72.3	74.8	77.4
8	63.9	66.3	68.7	71.2	73.7	76.3	78.9
9	65.2	67.6	70.1	72.6	75.2	77.8	80.5
10	66.4	68.9	71.4	74.0	76.6	79.3	82.1
11	67.5	70.1	72.7	75.3	78.0	80.8	83.6
12	68.6	71.2	73.8	76.5	79.3	82.1	85.0
15	71.2	74.0	76.9	79.8	82.8	85.8	88.9
18	73.6	76.6	79.6	82.7	85.8	89.1	92.4
21	76.0	79.1	82.3	85.6	89.0	92.4	95.9
24	78.3	81.6	85.1	88.5	92.1	95.8	99.5
27	80.5	83.9	87.5	91.1	94.8	98.6	102.5
30	82.4	85.9	89.6	93.3	97.1	101.0	105.0
33	84.4	88.0	91.6	95.4	99.3	103.2	107.2
36	86.3	90.0	93.7	97.5	101.4	105.3	109.4

表2 0～3岁女童身长标准值（cm）

月　龄	−3SD	−2SD	−1SD	中位数	+1SD	+2SD	+3SD
0	44.7	46.4	48.0	49.7	51.4	53.2	55.0
1	47.9	49.8	51.7	53.7	55.7	57.8	59.9
2	51.1	53.2	55.3	57.4	59.6	61.8	64.1

（续表）

月　龄	−3SD	−2SD	−1SD	中位数	+1SD	+2SD	+3SD
3	54.2	56.3	58.4	60.6	62.8	65.1	67.5
4	56.7	58.8	61.0	63.1	65.4	67.7	70.0
5	58.6	60.8	62.9	65.2	67.4	69.8	72.1
6	60.1	62.3	64.5	66.8	69.1	71.5	74.0
7	61.3	63.6	65.9	68.2	70.6	73.1	75.6
8	62.5	64.8	67.2	69.6	72.1	74.7	77.3
9	63.7	66.1	68.5	71.0	73.6	76.2	78.9
10	64.9	67.3	69.8	72.4	75.0	77.7	80.5
11	66.1	68.6	71.1	73.7	76.4	79.2	82.0
12	67.2	69.7	72.3	75.0	77.7	80.5	83.4
15	70.2	72.9	75.6	78.5	81.4	84.3	87.4
18	72.8	75.6	78.5	81.5	84.6	87.7	91.0
21	75.1	78.1	81.2	84.4	87.7	91.1	94.5
24	77.3	80.5	83.8	87.2	90.7	94.3	98.0
27	79.3	82.7	86.2	89.8	93.5	97.3	101.2
30	81.4	84.8	88.4	92.1	95.9	99.8	103.8
33	83.4	86.9	90.5	94.3	98.1	102.0	106.1
36	85.4	88.9	92.5	96.3	100.1	104.1	108.1

表3　0～3岁男童体重标准值（kg）

月　龄	−3SD	−2SD	−1SD	中位数	+1SD	+2SD	+3SD
0	2.26	2.58	2.93	3.32	3.73	4.18	4.66
1	3.09	3.52	3.99	4.51	5.07	5.67	6.33
2	3.94	4.47	5.05	5.68	6.38	7.14	7.97
3	4.69	5.29	5.97	6.70	7.51	8.40	9.37
4	5.25	5.91	6.64	7.45	8.34	9.32	10.39
5	5.66	6.36	7.14	8.00	8.95	9.99	11.15
6	5.97	6.70	7.51	8.41	9.41	10.50	11.72
7	6.24	6.99	7.83	8.76	9.79	10.93	12.20
8	6.46	7.23	8.09	9.05	10.11	11.29	12.60
9	6.67	7.46	8.35	9.33	10.42	11.64	12.99
10	6.86	7.67	8.58	9.58	10.71	11.95	13.34
11	7.04	7.87	8.80	9.83	10.98	12.26	13.68
12	7.21	8.06	9.00	10.05	11.23	12.54	14.00
15	7.68	8.57	9.57	10.68	11.93	13.32	14.88
18	8.13	9.07	10.12	11.29	12.61	14.09	15.75
21	8.61	9.59	10.69	11.93	13.33	14.90	16.66
24	9.06	10.09	11.24	12.54	14.01	15.67	17.54

（续表）

月　龄	−3SD	−2SD	−1SD	中位数	+1SD	+2SD	+3SD
27	9.47	10.54	11.75	13.11	14.64	16.38	18.36
30	9.86	10.97	12.22	13.64	15.24	17.06	19.13
33	10.24	11.39	12.68	14.15	15.82	17.72	19.89
36	10.61	11.79	13.13	14.65	16.39	18.37	20.64

表4　0～3岁女童体重标准值（kg）

月　龄	−3SD	−2SD	−1SD	中位数	+1SD	+2SD	+3SD
0	2.26	2.54	2.85	3.21	3.63	4.10	4.65
1	2.98	3.33	3.74	4.20	4.74	5.35	6.05
2	3.72	4.15	4.65	5.21	5.86	6.60	7.46
3	4.40	4.90	5.47	6.13	6.87	7.73	8.71
4	4.93	5.48	6.11	6.83	7.65	8.59	9.66
5	5.33	5.92	6.59	7.36	8.23	9.23	10.38
6	5.64	6.26	6.96	7.77	8.68	9.73	10.93
7	5.90	6.55	7.28	8.11	9.06	10.15	11.40
8	6.13	6.79	7.55	8.41	9.39	10.51	11.80
9	6.34	7.03	7.81	8.69	9.70	10.86	12.18
10	6.53	7.23	8.03	8.94	9.98	11.16	12.52
11	6.71	7.43	8.25	9.18	10.24	11.46	12.85
12	6.87	7.61	8.45	9.40	10.48	11.73	13.15
15	7.34	8.12	9.01	10.02	11.18	12.50	14.02
18	7.79	8.63	9.57	10.65	11.88	13.29	14.90
21	8.26	9.15	10.15	11.30	12.61	14.12	15.85
24	8.70	9.64	10.7	11.92	13.31	14.92	16.77
27	9.10	10.09	11.21	12.50	13.97	15.67	17.63
30	9.48	10.52	11.7	13.05	14.60	16.39	18.47
33	9.86	10.94	12.18	13.59	15.22	17.11	19.29
36	10.23	11.36	12.65	14.13	15.83	17.81	20.10

表5　0～3岁男童头围标准值（cm）

月　龄	−3SD	−2SD	−1SD	中位数	+1SD	+2SD	+3SD
0	30.9	32.1	33.3	34.5	35.7	36.8	37.9
1	33.3	34.5	35.7	36.9	38.2	39.4	40.7
2	35.2	36.4	37.6	38.9	40.2	41.5	42.9
3	36.7	37.9	39.2	40.5	41.8	43.2	44.6
4	38.0	39.2	40.4	41.7	43.1	44.5	45.9
5	39.0	40.2	41.5	42.7	44.1	45.5	46.9
6	39.8	41.0	42.3	43.6	44.9	46.3	47.7

月　龄	−3SD	−2SD	−1SD	中位数	+1SD	+2SD	+3SD
7	40.4	41.7	42.9	44.2	45.5	46.9	48.4
8	41.0	42.2	43.5	44.8	46.1	47.5	48.9
9	41.5	42.7	44.0	45.3	46.6	48.0	49.4
10	41.9	43.1	44.4	45.7	47.0	48.4	49.8
11	42.3	43.5	44.8	46.1	47.4	48.8	50.2
12	42.6	43.8	45.1	46.4	47.7	49.1	50.5
15	43.2	44.5	45.7	47.0	48.4	49.7	51.1
18	43.7	45	46.3	47.6	48.9	50.2	51.6
21	44.2	45.5	46.7	48.0	49.4	50.7	52.1
24	44.6	45.9	47.1	48.4	49.8	51.1	52.5
27	45.0	46.2	47.5	48.8	50.1	51.4	52.8
30	45.3	46.5	47.8	49.1	50.4	51.7	53.1
33	45.5	46.8	48.0	49.3	50.6	52.0	53.3
36	45.7	47.0	48.3	49.6	50.9	52.2	53.5

表6　0～3岁以下女童头围标准值（cm）

月　龄	−3SD	−2SD	−1SD	中位数	+1SD	+2SD	+3SD
0	30.4	31.6	32.8	34.0	35.2	36.4	37.5
1	32.6	33.8	35.0	36.2	37.4	38.6	39.9
2	34.5	35.6	36.8	38.0	39.3	40.5	41.8
3	36.0	37.1	38.3	39.5	40.8	42.1	43.4
4	37.2	38.3	39.5	40.7	41.9	43.3	44.6
5	38.1	39.2	40.4	41.6	42.9	44.3	45.7
6	38.9	40.0	41.2	42.4	43.7	45.1	46.5
7	39.5	40.7	41.8	43.1	44.4	45.7	47.2
8	40.1	41.2	42.4	43.6	44.9	46.3	47.7
9	40.5	41.7	42.9	44.1	45.4	46.8	48.2
10	40.9	42.1	43.3	44.5	45.8	47.2	48.6
11	41.3	42.4	43.6	44.9	46.2	47.5	49.0
12	41.5	42.7	43.9	45.1	46.5	47.8	49.3
15	42.2	43.4	44.6	45.8	47.2	48.5	50.0
18	42.8	43.9	45.1	46.4	47.7	49.1	50.5
21	43.2	44.4	45.6	46.9	48.2	49.6	51.0
24	43.6	44.8	46	47.3	48.6	50.0	51.4
27	44.0	45.2	46.4	47.7	49.0	50.3	51.7
30	44.3	45.5	46.7	48.0	49.3	50.7	52.1
33	44.6	45.8	47.0	48.3	49.6	50.9	52.3
36	44.8	46.0	47.3	48.5	49.8	51.2	52.6

表7　80～110 cm 身高的体重标准值（男）

身 长（cm）	体重（kg）						
	−3SD	−2SD	−1SD	中位数	+1SD	+2SD	+3SD
80	8.61	9.27	10.02	10.85	11.79	12.87	14.09
82	8.97	9.65	10.41	11.26	12.23	13.34	14.60
84	9.34	10.03	10.81	11.68	12.68	13.81	15.12
86	9.71	10.42	11.21	12.11	13.13	14.30	15.65
88	10.09	10.81	11.63	12.54	13.59	14.79	16.19
90	10.48	11.22	12.05	12.99	14.06	15.30	16.73
92	10.88	11.63	12.48	13.44	14.54	15.82	17.30
94	11.29	12.05	12.92	13.91	15.05	16.36	17.89
96	11.71	12.50	13.39	14.40	15.57	16.93	18.51
98	12.15	12.95	13.87	14.92	16.13	17.54	19.19
100	12.60	13.43	14.38	15.46	16.72	18.19	19.93
102	13.05	13.92	14.90	16.03	17.35	18.89	20.74
104	13.52	14.41	15.44	16.62	18.00	19.64	21.61
106	13.98	14.91	15.98	17.23	18.69	20.43	22.54
108	14.44	15.41	16.54	17.85	19.41	21.27	23.56
110	14.90	15.92	17.11	18.50	20.16	22.18	24.67

表8　80～110 cm 身高的体重标准值（女）

身 长（cm）	体重（kg）						
	−3SD	−2SD	−1SD	中位数	+1SD	+2SD	+3SD
80	8.38	9.00	9.70	10.48	11.37	12.38	13.54
82	8.72	9.36	10.08	10.89	11.81	12.85	14.05
84	9.07	9.73	10.47	11.31	12.25	13.34	14.58
86	9.43	10.11	10.87	11.74	12.72	13.84	15.13
88	9.80	10.51	11.30	12.19	13.20	14.37	15.71
90	10.20	10.92	11.74	12.66	13.72	14.93	16.33
92	10.60	11.36	12.20	13.16	14.26	15.51	16.98
94	11.02	11.80	12.68	13.67	14.81	16.13	17.66
96	11.45	12.26	13.17	14.20	15.39	16.76	18.37
98	11.88	12.71	13.66	14.74	15.98	17.42	19.11
100	12.31	13.17	14.16	15.28	16.58	18.10	19.88
102	12.73	13.63	14.66	15.83	17.20	18.79	20.68
104	13.15	14.09	15.16	16.39	17.83	19.51	21.52
106	13.58	14.56	15.68	16.97	18.48	20.27	22.41
108	14.01	15.03	16.20	17.56	19.16	21.06	23.36
110	14.45	15.51	16.74	18.18	19.87	21.90	24.37

表9 2～3岁男孩消瘦超重肥胖判断标准（单位：BMI）

年龄（月）	消瘦等级3	消瘦等级2	消瘦等级1	超重（亚洲标准）	超重	肥胖（亚洲标准）	肥胖	过度肥胖症
24	13.60	14.29	15.24	17.54	18.36	19.07	19.99	21.20
25	13.58	14.26	15.20	17.49	18.31	19.03	19.95	21.16
26	13.55	14.23	15.16	17.45	18.26	18.98	19.90	21.11
27	13.52	14.20	15.13	17.41	18.22	18.93	19.85	21.07
28	13.5	14.17	15.09	17.36	18.17	18.89	19.81	21.03
29	13.47	14.14	15.06	17.32	18.13	18.85	19.77	20.99
30	13.44	14.11	15.02	17.28	18.09	18.80	19.73	20.95
31	13.42	14.08	14.99	17.24	18.05	18.76	19.68	20.91
32	13.39	14.05	14.95	17.20	18.00	18.72	19.64	20.88
33	13.37	14.02	14.92	17.16	17.97	18.68	19.61	20.84
34	13.34	13.99	14.89	17.12	17.93	18.64	19.57	20.81
35	13.32	13.96	14.86	17.08	17.89	18.61	19.54	20.78
36	13.30	13.94	14.83	17.05	17.85	18.57	19.50	20.75

来源：国际男孩身体体质指数分隔值（Extended international (IOTF) body mass index cut-offs），2012。
BMI: Body Mass Index，身体质量指数（简称体质指数），计算公式：BMI=体重（kg）/身高（m²）。

表10 2～3岁女孩消瘦超重肥胖判断标准（单位：BMI）

年龄（月）	消瘦等级3	消瘦等级2	消瘦等级1	超重（亚洲标准）	超重	肥胖（亚洲标准）	肥胖	过度肥胖症
24	13.40	14.05	14.96	17.25	18.09	18.83	19.81	21.13
25	13.37	14.02	14.93	17.21	18.05	18.79	19.77	21.09
26	13.35	14.00	14.90	17.17	18.00	18.75	19.73	21.05
27	13.32	13.97	14.86	17.13	17.96	18.71	19.68	21.01
28	13.30	13.94	14.83	17.09	17.92	18.67	19.64	20.97
29	13.27	13.91	14.8	17.05	17.88	18.63	19.60	20.94
30	13.25	13.88	14.77	17.01	17.84	18.59	19.57	20.90
31	13.22	13.86	14.74	16.98	17.81	18.55	19.53	20.87
32	13.20	13.83	14.71	16.94	17.77	18.52	19.50	20.84
33	13.18	13.80	14.68	16.91	17.74	18.48	19.47	20.81
34	13.15	13.78	14.65	16.88	17.71	18.45	19.44	20.79
35	13.13	13.75	14.62	16.85	17.68	18.42	19.41	20.77
36	13.11	13.73	14.6	16.82	17.64	18.39	19.38	20.74

来源：国际女孩身体体质指数分隔值（Extended international (IOTF) body mass index cut-offs），2012。

附录2 上海市托育机构卫生评价表（试行）

评价内容	分值	评价标准	评价方法	得分	备注
环境卫生	19分	建筑物、户外场地、绿化用地及杂物堆放场地等总体布局合理,有明确功能分区(2分) 室外活动场地地面应平整、防滑,无障碍,无尖锐突出物(3分) 活动器材安全性符合国家相关规定(2分) 未种植有毒、带刺的植物(1分)	查看现场		
		室内环境的甲醛、苯及苯系物等检测结果符合国家要求(提供有资质检测机构的检测报告)(必达项目)	查验检测报告		
		室内空气清新、光线明亮(3分) 有防蚊蝇等有害昆虫的设施(2分)			
		每个班级有独立的厕所和盥洗室(2分) 每班厕所内有污水池,盥洗室内有洗涤池(2分)	查看现场		
		盥洗室内有流动水洗手装置(必达项目) 盥洗室内水龙头数量和间距设置合理(2分)	查看现场		
个人卫生	15分	保证儿童1杯专用,1人1巾,一用一消毒(2分)	查看现场		
		每班有专用水杯架,标识清楚,有饮水设施(2分) 每班有专用毛巾架,标识清楚,毛巾间距合理(3分) 有专用水杯、毛巾消毒设施(4分)			
		儿童有安全、卫生、独自使用的床位和被褥(4分)			
保健室或卫生室设置	20分	**设立符合要求的保健室或卫生室(必达项目)** **如设卫生室,需有《医疗机构执业许可证》(必达项目)**	查看现场 查验证件		
		保健观察室面积不少于12平方米(2分) 保健观察室设有儿童观察床(2分) 配备桌椅、药品柜、资料柜(3分) 有流动水或代用流动水的设施(1分) 有盥洗设备(1分)	查看现场		
		配备儿童杠杆式体重秤、身高计(供2岁以上儿童使用)、量床(供2岁及以下儿童使用)、小动物视力表、体围测量软尺等设备(4分) 配备消毒压舌板、体温计、手电筒等晨检用品(3分)			
		有消毒剂、一次性呕吐腹泻物应急处置包等(2分) 配备移动紫外线消毒灯或其他空气消毒装置(2分)			
卫生保健人员配备	20分	**配备符合相关文件规定的卫生保健人员(必达项目)**	查看资料		
		卫生保健人员的配比符合文件的要求(10分) 卫生保健人员上岗前接受培训并考核合格(10分)			

评价内容	分值	评价标准	评价方法	得分	备注
工作人员健康检查	15分	托育机构工作人员上岗前经区级以上卫生行政部门指定的医疗卫生机构进行健康检查，并取得《托育机构工作人员健康合格证》（15分）	查看证件		
卫生保健制度	11分	建立11项卫生保健制度，并符合实际情况，具有可操作性 1）一日生活制度（1分） 2）膳食营养制度（1分） 3）体格锻炼制度（1分） 4）卫生与消毒制度（1分） 5）新进及定期健康检查制度（1分） 6）传染病预防与控制制度（1分） 7）常见疾病预防与管理制度（1分） 8）伤害预防制度（1分） 9）健康教育制度（1分） 10）卫生保健信息收集制度（1分） 11）饮用水卫生管理制度（1分）	查看资料		

备注：

1. 托育机构总分达到80分以上，并且"必达项目"全部通过，才可评价为"合格"。

2. 如果评价结果为"不合格"，托育机构应当根据评价报告给予的整改意见和指导进行整改，整改后可重新申请卫生评价。

图书在版编目(CIP)数据

0～3 岁婴幼儿保健/童连主编. —上海：复旦大学出版社，2020.7
ISBN 978-7-309-15162-6

Ⅰ.①0… Ⅱ.①童… Ⅲ.①婴幼儿-保健-基本知识 Ⅳ.①R174

中国版本图书馆 CIP 数据核字(2020)第 121726 号

0～3 岁婴幼儿保健
童　连　主编
责任编辑/赵连光

复旦大学出版社有限公司出版发行
上海市国权路 579 号　邮编：200433
网址：fupnet@ fudanpress.com　http://www.fudanpress.com
门市零售：86-21-65102580　　团体订购：86-21-65104505
外埠邮购：86-21-65642846　　出版部电话：86-21-65642845
上海华业装潢印刷厂有限公司

开本 890×1240　1/16　印张 10.25　字数 289 千
2020 年 7 月第 1 版第 1 次印刷

ISBN 978-7-309-15162-6/R·1828
定价：36.00 元